1. 透析とは

2. 透析のしくみ

3. 血液透析の実際:ベーシック編

4. 血液透析の実際:アドバンス編

5. こういう患者さんにはこう対処しよう

6. トラブル発生!

7. 合併症とその対策

8. 検　査

9. 食　事

10. くすり

11. 日常生活を指導する

12. 社会保障を活用してもらう

根拠がわかる
透析ケアQ&A ナースのための

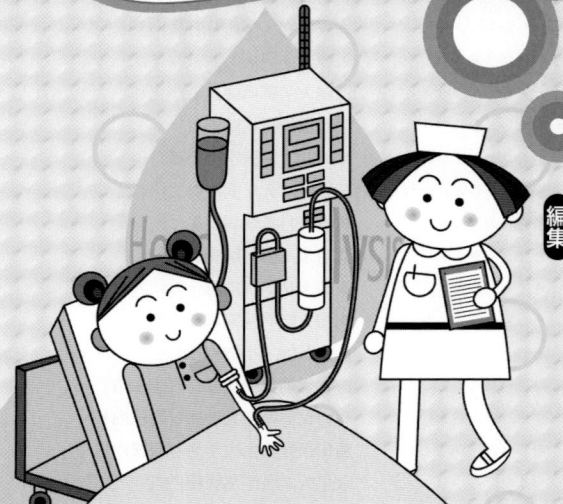

編集 富野 康日己
順天堂大学教授

南江堂

執筆者一覧

富野 康日己	とみの やすひこ	順天堂大学順天堂医院腎・高血圧内科
坂口 俊文	さかぐち としふみ	和歌山県立医科大学病院血液浄化センター
秋澤 忠男	あきざわ ただお	昭和大学医学部腎臓内科
井関 邦敏	いせき くにとし	琉球大学病院血液浄化療法部
石川 勲	いしかわ いさお	浅ノ川総合病院腎臓内科
河野 啓助	こうの けいすけ	久留米大学病院腎臓内科
奥田 誠也	おくだ せいや	久留米大学病院腎臓内科
福井 光峰	ふくい みつみね	越谷市立病院内科
窪田 実	くぼた みのる	王子病院腎臓内科・透析室（東京都）
奥野 仙二	おくの せんじ	仁真会白鷺病院内科（大阪市）
石村 栄治	いしむら えいじ	大阪市立大学病院腎臓内科
今田 聰雄	いまだ あきお	近畿大学堺病院血液浄化部
染矢 法行	そめや のりゆき	近畿大学堺病院血液浄化部
大井 洋之	おおい ひろゆき	春日部嬉泉病院内科
大澤 勲	おおさわ いさお	順天堂大学医学部腎臓内科
買手 順一	かいで じゅんいち	札幌医科大学病院第二内科
浦 信行	うら のぶゆき	札幌医科大学病院第二内科
玉置 清志	たまき きよし	久留米大学病院腎臓内科
角田 隆俊	かくた たかとし	東海大学病院内科
田中 進一	たなか しんいち	東海大学病院臨床工学部
菱木 俊匡	ひしき としまさ	菱木医院（小田原市）
奈倉 勇爾	なぐら ゆうじ	志木駅前クリニック（志木市）
杉山 敏	すぎやま さとし	藤田保健衛生大学病院腎臓内科
村上 和隆	むらかみ かずたか	藤田保健衛生大学病院腎臓内科
鎌田 貢壽	かまた こうじゅ	北里大学医学部腎臓内科
衣笠 えり子	きぬがさ えりこ	昭和大学横浜市北部病院内科
井尾 浩章	いお ひろあき	順天堂大学順天堂医院腎・高血圧内科

上田 峻弘	うえだ たかひろ	石川泌尿器科腎臓内科（札幌市）
成清 武文	なりきよ たけふみ	田川市立病院腎臓内科
中本 雅彦	なかもと まさひこ	田川市立病院腎臓内科
斎藤 修	さいとう おさむ	自治医科大学病院腎臓内科
奥田 健二	おくだ けんじ	開生会奥田クリニック（宇都宮市）
草野 英二	くさの えいじ	自治医科大学病院腎臓内科
彰 一祐	しょう いちゆう	順天堂大学順天堂医院腎・高血圧内科
前田 国見	まえだ くにみ	順天堂大学練馬病院腎・高血圧内科
濱田 千江子	はまだ ちえこ	順天堂大学順天堂医院腎・高血圧内科
北岡 建樹	きたおか たてき	望星病院内科（さいたま市）
関口 嘉	せきぐち よしみ	順天堂大学順天堂医院腎・高血圧内科
児玉 史子	こだま ふみこ	順天堂大学順天堂医院腎・高血圧内科
金子 佳賢	かねこ よしかつ	新潟大学医歯学総合病院第二内科
下条 文武	げじょう ふみたけ	新潟大学医歯学総合病院第二内科
喜田 亜矢	きた あや	神戸大学病院代謝機能疾患治療部・腎臓内科
阿部 貴弥	あべ たかや	岩手医科大学附属病院血液浄化療法部・泌尿器科
深川 雅史	ふかがわ まさふみ	神戸大学腎・血液浄化センター
松村 治	まつむら おさむ	埼玉医科大学総合医療センター人工腎臓部
洞 和彦	ほら かずひこ	JA長野厚生連北信総合病院
山本 雅俊	やまもと まさとし	ツルマじんクリニック（大和市）
林野 久紀	りんの ひさき	順天堂大学浦安病院内科2
早川 洋	はやかわ ひろし	東京慈恵会医科大学青戸病院腎・高血圧内科
頼岡 德在	よりおか のりあき	広島大学病院腎臓内科
保元 裕一郎	やすもと ゆういちろう	国分中央病院腎臓内科
篠田 俊雄	しのだ としお	社会保険中央総合病院内科
船曳 和彦	ふなびき かずひこ	順天堂大学順天堂東京江東高齢者医療センター腎・高血圧内科
大石 秀人	おおいし ひでと	小牧市民病院腎糖尿病内科（小牧市）
山﨑 親雄	やまさき ちかお	衆済会増子記念病院内科（名古屋市）
山家 敏彦	やまか としひこ	社会保険中央総合病院透析センター
山田 和弘	やまだ かずひろ	宮崎大学医学部附属病院第一内科
藤元 昭一	ふじもと しょういち	宮崎大学医学部血液浄化療法部
金子 哲也	かねこ てつや	大阪府立急性期・総合医療センター腎臓内科

椿原 美治	つばきはら よしはる	大阪府立急性期・総合医療センター腎臓・高血圧内科
高光 義博	たかみつ よしひろ	大阪船員保険病院内科
和泉 雅章	いずみ まさあき	関西労災病院内科
飯田里菜子	いいだ りなこ	東京慈恵会医科大学病院腎臓・高血圧内科
中山 昌明	なかやま まさあき	福島県立医科大学腎臓・高血圧内科
水入 苑生	みずいり そのお	東邦大学大森病院腎センター
長谷川 進	はせがわ すすむ	新潟大学医歯学総合病院血液浄化療法部
西 慎一	にし しんいち	新潟大学医歯学総合病院血液浄化療法部
両角 國男	もろずみ くにお	名古屋第二赤十字病院腎臓内科
戸川 雅樹	とがわ まさき	戸川医院（吹田市）
岡田 倫之	おかだ のりゆき	大阪府立急性期・総合医療センター臨床検査科
中尾 俊之	なかお としゆき	東京医科大学病院腎臓内科
飯田 博行	いいだ ひろゆき	富山県立中央病院内科
樋口千恵子	ひぐち ちえこ	東京女子医科大学第二病院内科
德本 正憲	とくもと まさのり	九州大学病院腎疾患治療部
平方 秀樹	ひらかた ひでき	福岡赤十字病院腎臓内科
宮崎 正信	みやざき まさのぶ	宮崎内科医院（長崎市）
中沢 将之	なかざわ まさゆき	国立病院機構嬉野医療センター腎臓内科
中沢 有香	なかざわ ゆうか	長崎大学病院第二内科
原 誠一郎	はら せいいちろう	宮崎大学病院第一内科
深津 敦司	ふかつ あつし	京都大学病院腎臓内科
佐藤 祐二	さとう ゆうじ	宮崎大学病院第一内科
福留 理恵	ふくどめ りえ	宮崎大学病院第一内科
田北 貴子	たきた たかこ	新風会丸山病院（浜松市）
菱田 明	ひしだ あきら	浜松医科大学病院第一内科
木原 隆司	きはら たかし	住友別子病院腎臓内科
中尾 一志	なかお かずし	岡山大学病院腎・免疫・内分泌代謝内科
槇野 博史	まきの ひろふみ	岡山大学病院腎・免疫・内分泌代謝内科
土井 盛博	どい しげひろ	広島大学病院腎臓内科

（掲載順）

はじめに

　現在，末期腎不全から慢性維持透析を受けている患者さんは，23万人を超えたと報じられています．透析患者さんの増加の主な原因として，糖尿病腎症・慢性糸球体腎炎・腎硬化症（高血圧性腎障害）の患者さんの増加と，患者さんの高齢化があげられています．

　透析患者さんの約95％は，血液透析を受けています．透析療法の基本は優れたチーム医療を行うことです．そのため血液透析を行う透析室（人工腎臓室）では，医師や看護師，臨床工学技士，看護助手などの医療スタッフが働いています．

　看護師は，チームリーダーである医師のもとで，透析患者さんの看護にあたりますが，穿刺や抜針，透析機器の簡単な管理を行うなど，広い範囲の仕事を受けもっています．

　欧米や台湾などでは専門性の高い透析ナースの育成と資格制度が定着し，多くの透析ナースが活躍しています．最近日本でも，透析ナースの教育・強化の必要性が叫ばれ，日本腎臓学会，透析医学会，腎不全看護学会による透析療法指導看護師認定制度が導入され，第1回目の認定看護師が今年誕生しました．今後，この制度が充実し確立していくことを期待しています．

　透析療法に関する特長のある解説書や実践書は数多く発行されています．最近では，血液透析担当ナースのための簡明な実践書もみられます．そうしたなかで今回あえて本書を上梓した意図は，初歩的知識から，透析療法指導看護師の資格取得をめざした高度なレベルまでの設問を設定し，それらをわかりやすく解説することで，ナース全体の質を高め，いっそう優れた透析ナースになっていただくことにあります．

　さらに，本書では，「透析のしくみ」から「社会保障の活用」まで透析療法に関するほぼ全領域から200問のQを細かく設定しましたので，知りたいポイントがすぐにわかるしくみになっています．また，コ

ンパクトでどこにでも持ち歩くことができ，知りたいときに，ベッドサイドでもさっと活用できることも本書の大きな特長の1つです．

　各設問については，透析医療の第一線で働く透析専門医と臨床工学技士にわかりやすく解答・解説していただきました．そのため1問1問読み進めるうちに透析に対する理解がさらに深まり，それを日ごろの透析看護に生かしていただけるものと思います．

　しかし，なかには解説がものたりない項目もあるかもしれません．読者の皆さんの忌憚のないご意見をお待ちしています．

　本書を上梓するにあたり，ご協力いただいた南江堂の皆さまに厚くお礼申し上げます．

　　2004年　初夏
　　　　　　　　　神田川のほとりにて　　　　　　　富野康日己

目　次

● 序　論　　　　　　　　　　　　　　　　　　　　　　　1
　Ⅰ．腎臓のつくりとはたらき　　　　　　　　　　　　　　1
　Ⅱ．腎不全とは　　　　　　　　　　　　　　　　　　　　4

1. 透析とは　　　　　　　　　　　　　　　　　　　　7

- Q1　腎機能代替療法とは何のことですか？　　　　　　　　7
- Q2　日本の透析事情はどうなっているのですか？　　　　　9
- Q3　血液透析とは何ですか？　　　　　　　　　　　　　10
- Q4　透析でどんな物質が除去できるのですか？　　　　　12
- Q5　透析室に入っても機械ばかりでよくわかりません．透析回路のしくみはどうなっているのですか？　　　13
- Q6　透析室には看護師以外にどんな職種の人がいますか？それぞれの役割は何ですか？　　　16
- Q7　血液ポンプの役割は何ですか？　　　　　　　　　　18
- Q8　透析膜とはどんな膜ですか？　　　　　　　　　　　19
- Q9　浸透圧とはどういうことですか？　　　　　　　　　20
- Q10　ダイアライザーとは何ですか？　どういう構造をしているのですか？　　　21
- Q11　透析液とはどんなものですか？　　　　　　　　　　22
- Q12　バスキューアクセスとは何ですか？　　　　　　　　23

2. 透析のしくみ ……………………………………………… 24

- Q13 逆浸透とはどういうことですか？ 24
- Q14 短時間透析とはどういうことですか？ 25
- Q15 シングルニードル法とはどういう方法ですか？ 26
- Q16 除水の陰圧制御，陽圧制御とはどういうことですか？ 27
- Q17 代表的なダイアライザーにはどんなものがありますか？ 28
- Q18 ダイアライザーの面積や血流量はどうやって決めるのですか？ 29
- Q19 ハイパフォーマンス膜とは何ですか？ 30
- Q20 膜の補体活性化作用とはどういうことですか？ 31
- Q21 生体適合性とはどういうことですか？ 32
- Q22 透析液供給装置とはどういうものですか？ 33
- Q23 多人数用と個人用の透析液供給装置があるのですか？ 34
- Q24 透析液脱気装置とはどういうものですか？ 36
- Q25 透析液と血液の向流，並流とはどういうことですか？ 37
- Q26 透析液のエンドトキシン対策とはどういうことですか？ 38
- Q27 ドリップチャンバーの役割は何ですか？ どういう構造をしていますか？ 39
- Q28 コンソール（監視・制御装置）とはどういうものですか？ 40
- Q29 気泡検知器とはどういうものですか？ 41
- Q30 漏血検知器とはどういうものですか？ 42

Q31	除水コントローラーとはどういうものですか？	43
Q32	ヘパリン注入ポンプ，ヘパリン注入ラインとはどういうものですか？	44
Q33	透析装置の周辺機器には，その他にどんなものがありますか？	45

3. 血液透析の実際：ベーシック編 — 46

Q34	透析室での看護師の役割とはどういうものですか？	46
Q35	透析導入時の患者さんの観察ポイント，ヘルスアセスメントのポイントは何ですか？	47
Q36	透析開始にあたって，患者さんにはどのように説明したらいいのですか？	49
Q37	透析開始前に準備しておくべきものは何ですか？	50
Q38	準備はどういう手順で行ったらいいですか？	52
Q39	透析用血管内留置カテーテルはどうして必要なのですか？	53
Q40	透析用血管内留置カテーテルはどう管理したらいいのですか？	54
Q41	透析モードの選択とはどういうことですか？　選択の基準は何ですか？	55
Q42	抗凝固薬の役割は何ですか？	57
Q43	抗凝固薬とはヘパリンのことですか？　どんな種類がありますか？	58
Q44	抗凝固薬は，いつ，どのように使いますか？	59
Q45	血液検査のための採血は，いつ，どのように行うのですか？	60

Q46	透析液の濃度はどうやって決めるのですか？	61
Q47	適切な透析液の流量とはどのくらいをいうのですか？	62
Q48	透析液を作る水はどのように処理するのですか？	63
Q49	適切な血流量とはどのくらいをいうのですか？ どうやって決めるのですか？	64
Q50	透析時間はどうやって決めるのですか？	65
Q51	除水は，いつ，どのようにして行うのですか？	66
Q52	除水量はどうやって決めるのですか？	67
Q53	CTRとは何ですか？	69
Q54	ドライウエイトとは何ですか？ どうやって決めるのですか？	70
Q55	ブラッドアクセスにはいろんな方法があるのですか？ 新しい試みもあるとききましたが？	71
Q56	シャント作製上の注意事項はありますか？	73
Q57	穿刺する針の方向はどのようにして決めるのですか？	74
Q58	透析中の管理で大切な点は何ですか？	75
Q59	透析中の血圧など，バイタルサインの測定頻度はどのくらいがいいですか？	76
Q60	透析液中のチェックはどうやって行ったらいいですか？	77
Q61	回収と止血など血液透析の終了はどういう手順で行うのですか？	78
Q62	医師が止血する場合と看護師が止血する場合とでは何か違いがあるのですか？	80

Q63	透析を終了するときに確認すべきことは何ですか？	82
Q64	透析に使用した資材はどのように処理するのですか？	84

4. 血液透析の実際：アドバンス編　　85

Q65	透析の際の感染対策の基本は何ですか？	85
Q66	ダイアライザーの選択基準はありますか？	86
Q67	透析効率を上げるとはどういうことですか？　どうすれば透析効率が上がるのですか？	87
Q68	特殊血液浄化とは何ですか？　どういうときに行うのですか？	89
Q69	血液ポンプの精度の調節はどうやって行うのですか？	91
Q70	理想のドライウエイトを満たす条件とはどういうことですか？	92
Q71	どのようなときにドライウエイトをふやしたり減らしたりするのですか？	93
Q72	透析困難症，リフィリング不全とは何ですか？	94
Q73	至適透析のための目標値とはどういうことですか？	95
Q74	Kt/V とは何ですか？また，QB や max UFR というのは何ですか？	96
Q75	穿刺に失敗しないコツはありますか？	97
Q76	シャント不全を発見するにはどんな方法がありますか？	98
Q77	高ナトリウム透析とは何ですか？	99
Q78	酢酸透析液と重曹透析液があるとはどういうことですか？	101

Q79	ハイパフォーマンス膜の使用上の注意点にはどんなことがありますか？	103
Q80	低温透析とは何ですか？	104
Q81	輸血が必要な場合，どのようなことに注意したらいいですか？	105
Q82	シャントのところに針を刺されるとき，とても痛がる患者さんをみかけますが，どうすればいいですか？	106
Q83	シャント寿命とはどういうことですか？ シャントをながもちさせる方法はありますか？	107
Q84	シャントの音が変わってきたときはどうすればいいですか？ "スリル"とは何のことですか？	108
Q85	分子量を知っておくべき物質にはどんなものがありますか？	109

5. こういう患者さんにはこう対処しよう ……… 110

Q86	透析に対し不安の強い患者さんにはどう対処すればいいですか？	110
Q87	透析前に体重がふえている患者さんがいますが，大丈夫ですか？ サウナで減量するという患者さんもいますが，よいのでしょうか？	111
Q88	糖尿病腎症による透析導入の患者さんでは，どんな点に注意が必要ですか？	112
Q89	足切断をした患者さんには，どういう配慮や注意が必要ですか？	113
Q90	目の見えない患者さんには，どういう配慮や注意が必要ですか？	114
Q91	B型肝炎（HBV抗原陽性）の患者さんにはどう接したらいいですか？	115

Q92	C型肝炎（HCV抗体陽性）の患者さんにはどう接したらいいですか？	116
Q93	結核患者さんにはどう接したらいいですか？	117
Q94	MRSA患者さんにはどう接したらいいですか？	119
Q95	疥癬の患者さんにはどう接したらいいですか？	120

6. トラブル発生！ ……………………………………………… 121

Q96	透析中によくみられる症状・トラブルにはどんなものがありますか？	121
Q97	透析装置がどんな状態になったらCE（臨床工学技士）に連絡すべきですか？	122
Q98	針刺し事故をおこしてしまったときは，どうすればいいですか？	123
Q99	針刺し事故を防止するにはどうすればいいですか？	124
Q100	針刺し事故のほかに，どんなときに患者さんの血液に被曝する危険がありますか？	125
Q101	空気が体内にまで入ってしまうのはどういう場合ですか？	126
Q102	空気塞栓がおきてしまったときはどう処置すればいいですか？	127
Q103	血圧上昇がおきたらどうすればいいですか？	128
Q104	血圧低下がおきたらどうすればいいですか？	129
Q105	こむら返り，ひきつれがおきたらどうすればいいですか？	130
Q106	頭痛が生じたらどうすればいいですか？	131

Q107	ショック状態をきたしたら，どうすればいいですか？	132
Q108	胸痛を訴えたらどうすればいいですか？	133
Q109	呼吸困難を訴えたらどうすればいいですか？	134
Q110	不整脈がみられたらどうすればいいですか？	135
Q111	悪心や嘔吐を生じた場合はどうすればいいですか？	136
Q112	発熱や悪寒はどういうときにおこるのですか？ どう対応したらいいですか？	137
Q113	パイロジェンとは何ですか？	138
Q114	腰痛を訴えたら，どうすればいいですか？	139
Q115	かゆみを訴えたらどうすればいいですか？ どうしてかゆみを訴えるのですか？	140
Q116	めまいを訴えたらどうすればいいですか？	141
Q117	四肢のしびれや痛みを訴えたらどうすればいいですか？	142
Q118	耳鳴を訴えたらどうすればいいですか？	143
Q119	不眠を訴えたらどうすればいいですか？	144
Q120	シャント不全の主な原因にはどんなものがありますか？ その対策にはどんな方法がありますか？	145
Q121	静脈穿刺針が透析中に抜けてしまったらどうすればいいですか？	146
Q122	透析中，患者さんが便意を訴えた場合はどうすればいいですか？	147
Q123	透析液の濃度異常が生じた場合はどう対処すればいいですか？	148

Q124	透析液の温度異常が生じた場合はどう対処すればいいですか？	149
Q125	除水誤差を発見した場合はどうすればいいですか？	150
Q126	地震，火災，停電になったらどうすればいいですか？	151

7. 合併症とその対策 ... 152

Q127	透析で生じやすい合併症にはどんなものがありますか？	152
Q128	虚血性心疾患の原因は何ですか？ どういう治療法がありますか？	154
Q129	透析を受けていると腎臓や胃，腸に癌ができやすくなるのですか？	155
Q130	腎性骨異栄養症とは何ですか？ どうしておこるのですか？ どういう治療法がありますか？	156
Q131	高リン血症とは何ですか？ どうしておこるのですか？	158
Q132	高カリウム血症とは何ですか？ どうしておこるのですか？	159
Q133	iPTHの値と副甲状腺機能とは関係ある，というのはどういうことですか？	160
Q134	副甲状腺摘出術の適応とは具体的にどういうことですか？	161
Q135	透析の終了近くに腹痛がみられる患者さんがいます．どうしてですか？	162
Q136	なぜ高血圧がおこるのですか？ どういう治療を行いますか？	163
Q137	なぜ貧血がおこるのですか？ どういう治療をしますか？ 治療目標値はどのくらいですか？ "エポ"とは何のことですか？	164

Q138	どうして動脈硬化がおこるのですか？ 判定のしかたと対策はどういうものですか？	166
Q139	虚血性腸炎の原因は何ですか？ どういう治療法がありますか？	167
Q140	透析アミロイドーシスとは何ですか？ どのように診断・治療するのですか？	168
Q141	ASOとは何ですか？ どのように治療・看護するのですか？	170
Q142	足潰瘍を予防するための方策にはどんなものがありますか？	171
Q143	低温やけどを予防するにはどうしたらいいですか？	172
Q144	フットケアで注意することは何ですか？	173
Q145	眼底出血や硝子体出血を防止するにはどうしたらいいですか？	175
Q146	神経障害や精神症状の対策にはどんな方法がありますか？	176

8. 検　査 177

Q147	透析導入時にはどんな検査が必要ですか？	177
Q148	腎機能以外の定期検査は必要ですか？	178
Q149	透析患者さんの検査データはそれぞれどう解釈したらいいですか？	179
Q150	糖尿病の血糖コントロールを知るために有用な検査は何ですか？	181
Q151	心血管障害の検査にはどんなものがありますか？	182
Q152	心血管障害の心電図所見とはどういうものですか？	183

Q153	心血管障害の心エコー所見とはどんなものですか？	184
Q154	副甲状腺機能の検査にはどんなものがありますか？	185
Q155	副甲状腺機能のエコー所見とはどんなものですか？	186
Q156	腎性骨異栄養症の検査にはどんなものがありますか？	187

9. 食　事 ……………………………………………………………… 188

Q157	透析導入期の食事内容はどんなものがいいですか？	188
Q158	安定期〜維持期の患者さんの食事内容はどんなものがいいですか？	190
Q159	塩分・水分，カリウム，リン摂取のコントロールはなぜ大切なのですか？	191
Q160	栄養評価はどうやって行うのですか？	192
Q161	市販されている透析患者用食品にはどんなものがありますか？	193
Q162	高脂血症を合併している患者さんはどんな食事内容にしたらいいですか？	194

10. くすり ……………………………………………………………… 195

Q163	透析患者さんの薬物代謝の特徴は何ですか？	195
Q164	透析患者さんで注意が必要な薬剤は？　禁忌薬剤はありますか？	196
Q165	糖尿病患者さんでは，薬の使い方でとくに気をつけることは何ですか？	198
Q166	腎性骨異栄養症治療薬はどう使いますか？　注意点は何ですか？	199

Q167	低カルシウム血症治療薬や高リン血症治療薬はどう使いますか？ 注意点は何ですか？	201
Q168	透析アミロイドーシスによる手根管症候群の治療薬にはどんなものがありますか？ どう使いますか？ 注意点は何ですか？	202
Q169	貧血治療薬はどう使いますか？ 注意点は何ですか？	203
Q170	胃炎治療薬はどう使いますか？ 注意点は何ですか？	204
Q171	胃・十二指腸潰瘍の治療薬はどう使いますか？ 注意点は何ですか？	205
Q172	下剤はどう使いますか？ 注意点は何ですか？	206
Q173	降圧薬はどう使いますか？ 注意点は何ですか？	207
Q174	昇圧薬はどう使いますか？ 注意点は何ですか？	208
Q175	非ステロイド性抗炎症薬はどう使いますか？ 注意点は何ですか？	209
Q176	高カリウム血症治療薬はどう使いますか？ 注意点は何ですか？	210
Q177	抗菌薬はどう使いますか？ 注意点は何ですか？	212
Q178	抗結核薬はどう使いますか？ 注意点は何ですか？	213
Q179	抗ウイルス薬はどう使いますか？ 注意点は何ですか？	214
Q180	強心薬はどう使いますか？ 注意点は何ですか？	215
Q181	抗不整脈薬はどう使いますか？ 注意点は何ですか？	216
Q182	睡眠導入薬はどう使いますか？ 注意点は何ですか？	218
Q183	かゆみに対してはどういう薬物療法をしますか？ 注意点は何ですか？	219

11. 日常生活を指導する ... 220

- Q184 外来通院している透析患者さんの日常生活指導のポイントは何ですか? ... 220
- Q185 長期入院中の透析患者さんの日常生活指導のポイントは何ですか? ... 221
- Q186 シャント管理の指導のポイントは何ですか? ... 222
- Q187 血圧管理についての指導のポイントは何ですか? ... 223
- Q188 体温管理についての指導のポイントは何ですか? ... 224
- Q189 体重管理についての指導のポイントは何ですか? ... 225
- Q190 運動指導のポイントは何ですか? ... 226
- Q191 睡眠(不眠対策)についてはどう指導したらいいですか? ... 227
- Q192 便秘対策はどうしたらいいですか? ... 228
- Q193 性生活についてはどう指導したらいいですか? ... 229
- Q194 妊娠・出産についてはどう指導したらいいですか? ... 230
- Q195 旅行を希望する患者さんに対してはどう指導したらいいですか? ... 231

12. 社会保障を活用してもらう ... 232

- Q196 医療費軽減のための具体的方法にはどういうものがありますか? ... 232
- Q197 障害者手帳の申請はどうしたらいいですか? ... 233
- Q198 腎機能障害認定基準とは何ですか? ... 234
- Q199 所得保障のための方法にはどういうものがありますか? ... 235

Q200 利用できる社会資源にはどんなものがありますか？　　236

- ●索　引 ……………………………………………………………… 237

序 論

Ⅰ. 腎臓のつくりとはたらき

A 腎臓の位置と形態

腎臓は，背部から側腹部に近く，胃や腸を包んでいる腹膜のうしろ側（後腹膜腔）に位置しています（図1）．左右1対（計2個）あり，1個の重さは約120 gで，大きさは約 12×6×3 cm（長径×短径×幅）です．腎臓の形は，外側に向かって凸状になり，そら豆のような形をしています．腎臓の内側（凹部）は腎門部とよばれ，上から腎静脈，腎動脈，尿管が出入りしています．

腎臓の縦断面（図2）をみると，表層（外側）と深層（内側）の2つに分けられます．表層は皮質で，深層は髄質です．皮質には，糸球体と尿細管があり，髄質には尿細管の一部［ヘンレ（Henle）係蹄］と集合管が存在しています．腎臓で作られた尿は小腎杯から大腎杯，腎盂，尿管へと流れ出ていきます．

B 腎臓のはたらき

1. 外分泌機能

糸球体と尿細管からなる腎臓の最小機能単位をネフロンといいます（図3）．

a. 糸球体

糸球体を構成している細胞（図4）には，糸球体毛細血管の基底膜をはさんで，上皮細胞，内皮細胞およびメサンギウム細胞の3つがあります．

血液が糸球体毛細血管の内腔をゆっくりと流れている間に老廃物

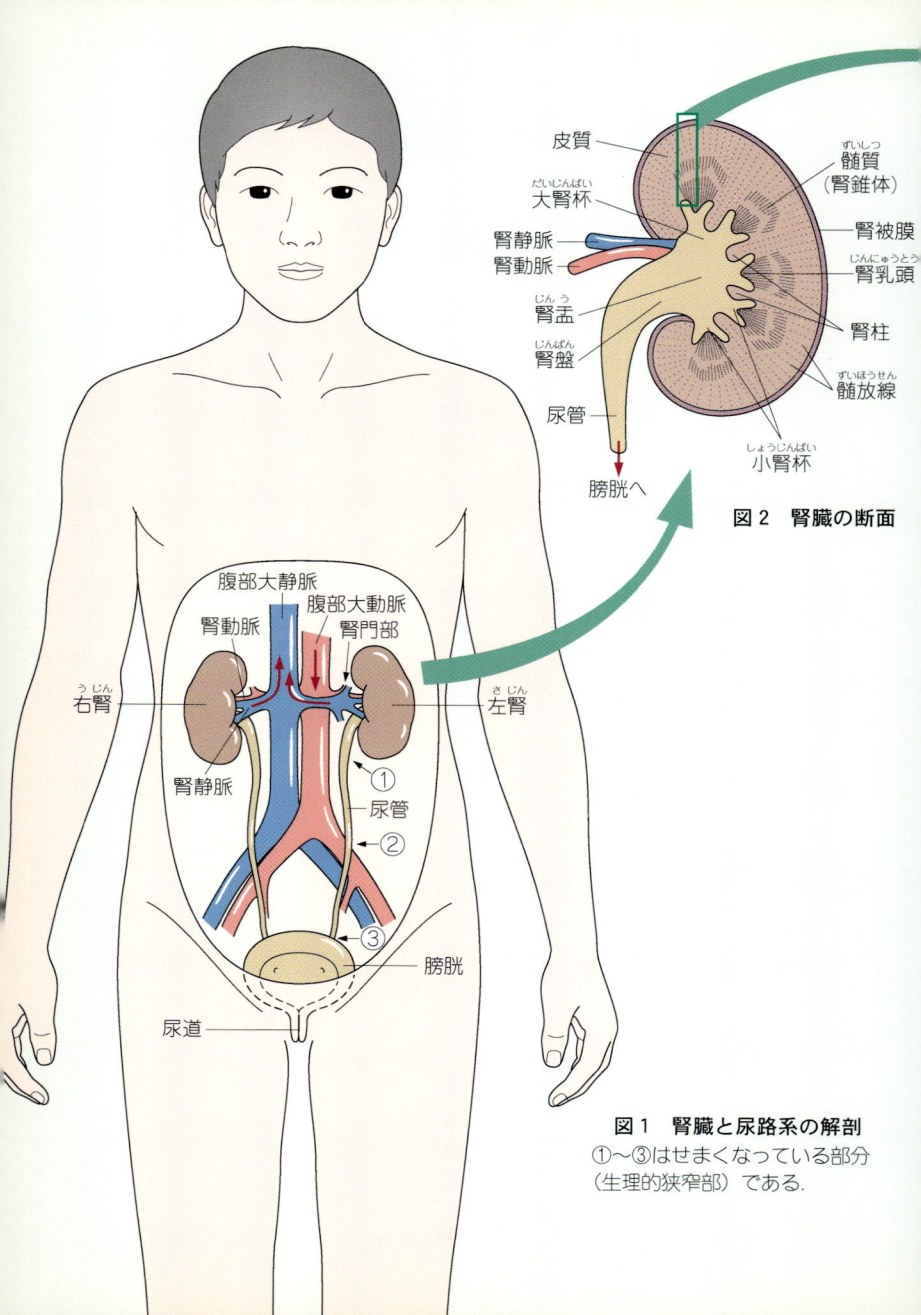

図2 腎臓の断面

図1 腎臓と尿路系の解剖
①〜③はせまくなっている部分（生理的狭窄部）である．

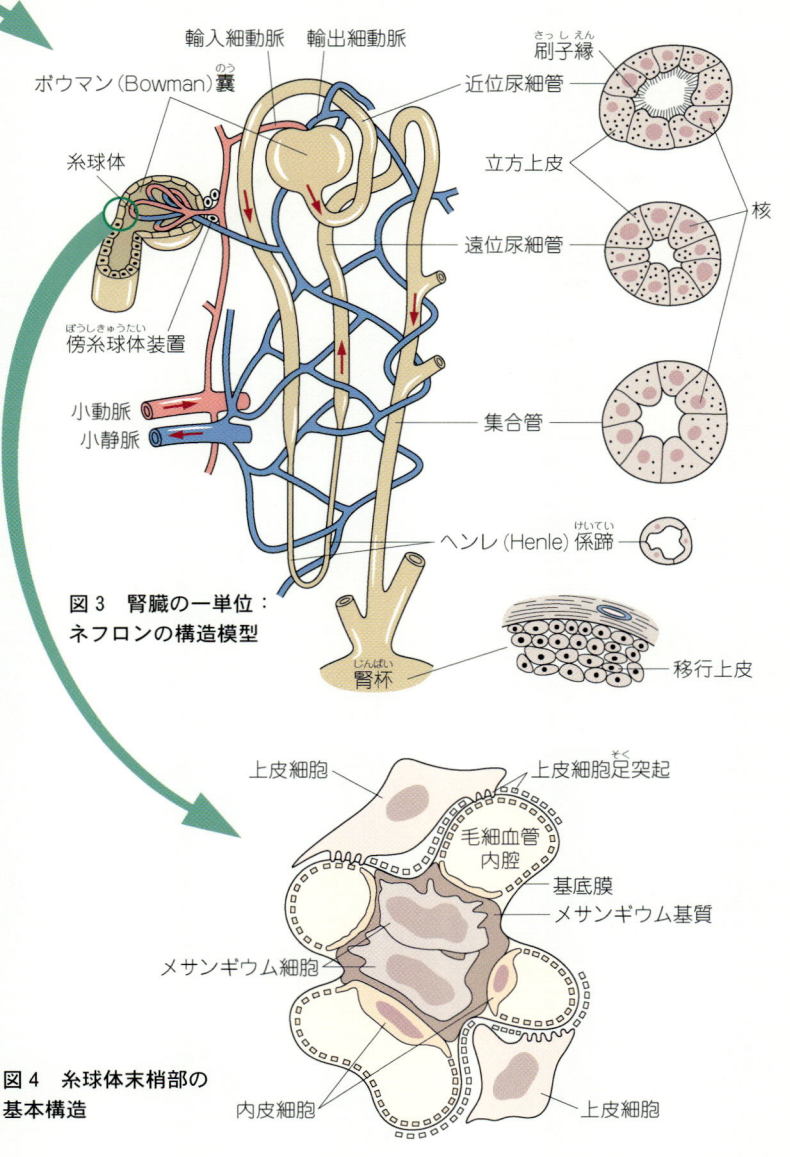

図3 腎臓の一単位：ネフロンの構造模型

図4 糸球体末梢部の基本構造

の濾過が行われます．その濾液は，原尿とよばれています．

原尿は，尿細管へと移動します．

b. 尿細管

尿細管では原尿中の大部分，および体に必要な物質が再吸収されます．また体内で不必要となった物質の分泌（排泄）も行われます．

尿細管はヘンレ係蹄を境にして近位尿細管と遠位尿細管に分けられ，それぞれ異なった物質の再吸収を行っています（図5）．

近位尿細管では，能動輸送としてブドウ糖やアミノ酸，リン酸，Na^+, K^+, HCO_3^- が，受動輸送として水，Cl^-，尿素などが再吸収されます．尿細管の分泌作用として，Na^+, K^+, H^+, NH_3 などが分泌されます．

腎臓による酸・塩基平衡には，近位尿細管による HCO_3^- の再吸収，遠位尿細管による滴定酸（大部分がリン酸）や NH_4^+（アンモニアと H^+ の結合による）の排泄（つまり H^+ の排泄）が関与しています．

2. 内分泌機能

腎臓の内分泌機能として関連の深いものには，レニン・アンジオテンシン・アルドステロン系（昇圧作用），プロスタグランジン系（血管拡張・収縮作用，血小板凝集促進作用など），エリスロポエチン（造血作用），活性型ビタミンD（Ca, Pおよび骨代謝）などがあります．

Ⅱ．腎不全とは

A　腎不全と尿毒症

腎不全とは腎機能不全（低下）の状態であり，その臨床症状を尿毒症といいます．尿毒症には，腎機能不全による症状に，ほかの臓

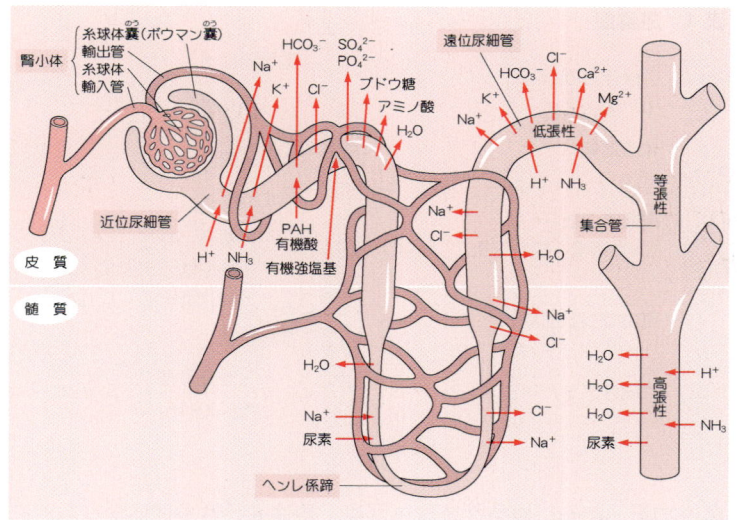

図5 ネフロン各部における物質の輸送
H^+：水素イオン，Na^+：ナトリウムイオン，K^+：カリウムイオン，Cl^-：塩素イオン，NH_3：アンモニア，HCO_3^-：重炭酸イオン，SO_4^{2-}：硫酸イオン，H_2O：水，PAH：パラアミノ馬尿酸，Ca^{2+}：カルシウムイオン，Mg^{2+}：マグネシウムイオン，PO_4^{2-}：リン酸イオン．

器・器官（中枢神経系および末梢神経系，関節，胃腸，肺，心，皮膚，血液，骨，眼など）の症状が加わっています（**表1**）．

尿毒症発症のための原因物質として，古くからウレミックトキシン（尿毒素）として尿素窒素が問題とされてきました．しかし，近年ではグアニジン誘導体や分子量500～5,000程度の物質などが考えられています．このグアニジン誘導体の1つであるメチルグアニジンの産生は，尿毒症の発症に伴って亢進します．腎不全は急性と慢性に分けられます．

1. 急性腎不全

急性腎不全（ARF: acute renal failure）とは，急激な腎虚血や腎

表1 尿毒症

1	乏尿または無尿	6	循環器症状 ・不整脈 ・うっ血性心不全 ・高血圧
2	体液過剰		
3	高窒素血症 (尿素窒素,クレアチニン上昇)	7	消化器症状 ・悪心・嘔吐 ・食欲低下 ・消化管出血
4	高カリウム血症	8	神経症状 ・意識障害 ・けいれん
5	代謝性アシドーシス		

毒性物質,あるいは急性糸球体腎炎,急速進行性糸球体腎炎などによっておこる急激な排泄障害で,多くは可逆性です.しかし,完全には回復することができず慢性腎不全に進行し,維持透析をよぎなくされることもあります.

2. 慢性腎不全

慢性腎不全(CRF: chronic renal failure)とは,慢性の腎疾患,とくに慢性糸球体腎炎や糖尿病腎症,慢性の尿路通過障害などによって腎臓の排泄機能や調節機能が低下した状態で,一般に非可逆性です.末期腎不全に進行した場合には透析療法が導入されます.

B 腎不全でみられる体内の調節機構異常

腎不全でみられる高血圧,骨病変,貧血は,Ⅰ.で説明した腎臓のもつ内分泌機能の異常によっておこります.

また,腎不全では,腎臓による酸・塩基平衡がくずれるため代謝性アシドーシスを呈します.

(富野康日己)

1. 透析とは

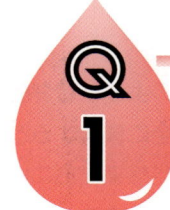

Q1 腎機能代替療法とは何のことですか？

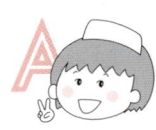

　　　　腎臓の機能が廃絶してしまうと生命維持が不可能となります．廃絶してしまった腎臓の機能を代替し生命と社会生活の維持をはかる治療を腎機能代替療法といいます．具体的には透析療法と腎移植療法に大別されます．

　透析療法は腎臓の機能の一部を代替するにすぎません．腎臓の機能が廃絶しても透析療法により生命の維持や社会復帰は可能となりますが，腎臓の機能を完全に代行できるわけではないので，長期間透析を持続するとさまざまな合併症がみられます．

　透析療法には血液透析（HD）と腹膜透析（PD）の2種類があります．

　血液透析は，血液を体外循環させ，人工の透析膜を介して透析液と血液の間で物質の交換を行うことで血液中の尿毒症物質を除去し，欠乏物質を補充して血液を浄化します．血液透析は週3回1回4時間以上行います．したがって週3回の通院を必要とします．通院が社会復帰の妨げになる場合もありえますが，多くの透析施設では夜間透析を行って，透析患者の社会復帰をサポートしています．

　腹膜透析では，腹腔内にカテーテルを通して透析液を注入し，腹膜を介して血液と透析液の間で物質の交換を行うことで血液を浄化します．腹膜透析には，1日4回患者自身で腹腔内の透析液を交換する方法や，自宅で睡眠中に機械で透析液の交換をするなどの方法があり，通院は2〜4週間に1回程度ですむ利点があります．また腹膜透析は血液透析とくらべて残腎機能を長く保持できるといわれ

ています.

　一方,腎移植は生体腎が機能するので,長期透析のような合併症はありません.しかし腎移植でも移植した腎臓が完全に機能するとはかぎらず,長期の免疫抑制療法が必要なため日和見感染をおこしたり免疫抑制薬の副作用があらわれたりすることがあります.また腎移植を希望する患者数にくらべてドナーの数が圧倒的に少ないという問題もあります.

〈坂口俊文,秋澤忠男〉

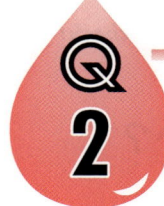

1. 透析とは

Q2 日本の透析事情はどうなっているのですか？

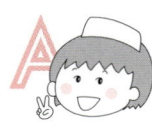

2010年12月31日現在の日本の総透析患者数は297,126人で，97％が血液透析，3％強がCAPD（持続性自己管理腹膜透析）です．2010年度の新規導入数は37,532人で，1年間で34人減少しています（年度内に28,423人が死亡しています）．最長の透析期間は35年8ヵ月で，20年以上の透析患者が全体の7.5％となっています．日本の人口100万人対で計算すると2320.1人で，国民431人に1人は透析患者です．人工腎臓台数は118,135台となっています．患者の平均年齢は年度末66.2歳，新規導入患者67.8歳です．導入原疾患は糖尿病43.5％，慢性腎炎21.2％，腎硬化症11.6％，不明10.7％，年度末患者では慢性腎炎36.2％，糖尿病35.8％，不明8.0％となっています．粗死亡率（1年間の死亡数÷観察集団のその年の人口）は9.7％で，1年生存率は87.4％，5年生存率59.6％，10年生存率は36.7％です．

透析患者さんは年々高齢化し，糖尿病および種々の合併症をかかえる方がふえています．これらの患者さんは，介護が必要となったり，長期入院をよぎなくされています．社会復帰や延命以外に，QOL（生活の質）をいかに維持・向上させるかが大きな問題となっています．

(井関邦敏)

1. 透析とは

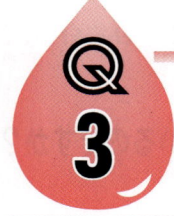

Q3 血液透析とは何ですか？

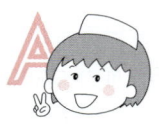

血液透析とは，人工の透析膜を介して血液と透析液の間で物質のやりとりを行う血液浄化療法です．

具体的には多数のストローのような中空糸（これが透析膜）を詰めた筒（透析器）の中空糸の中に血液を流し，中空糸の外側に透析液を流します．中空糸を介して「拡散」と「限外濾過」により物質の移動が行われます（**図1**）．

拡散とは濃度勾配による物質の移動です．半透膜（セロファン膜など）でしきられた容器の片側にAという物質を溶かした水溶液を入れ，反対側に水を入れたとします（**図2**）．物質Aは膜を通って水の方へ移動していきます．これが拡散です．この物質の移動は物質Aの濃度が膜の両側で同じになるまで続きます．尿毒症で血

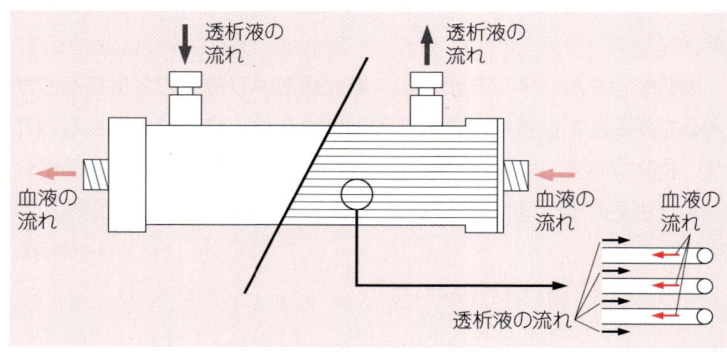

図1 透析器の構造

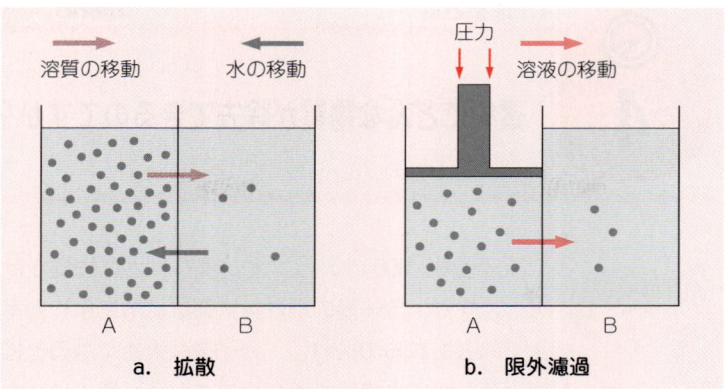

図2　拡散と限外濾過

液中に貯留する物質，カリウム，リン，尿素，クレアチニンなどは透析膜を介して拡散により透析液へ移動し除去されます．逆にカルシウムやアルカリは血液中の濃度が低く，体内に不足しているので，透析液中に加えることで透析液から血液中へ拡散により移動します．

　限外濾過とは透析膜に圧力をかけ膜を介し水溶液を移動させることです．先の水溶液 A に圧力をかけると圧力の強さに従って水溶液が B に移動します．この限外濾過を利用して水を除去しますが，血漿中に溶けている物質も血漿中と同じ濃度で水とともに除去できます．血清中のナトリウム濃度が 140 mEq/L であれば，1 L の水を除去することで 140 mEq のナトリウムが除去されます．

　透析液には純水を用います（☞ Q48）．これは，細菌汚染や水道水に含まれる残留塩素，アルミニウムなどの残留を防ぐためです．多くの透析施設では逆浸透装置という装置を使い純水を作っています．逆浸透装置は，水以外の物質が通らない細かい孔の開いたフィルターに圧力をかけて水を通すしくみになっています．

（坂口俊文，秋澤忠男）

1. 透析とは

Q4 透析でどんな物質が除去できるのですか？

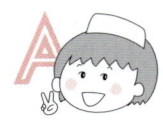

　　分子量 68,000 のアルブミンより小さな物質を除去しますが，分子量の小さな物質は拡散により効率よく除去されるのに対し，分子量が大きくなると拡散による除去効率は落ち除去されにくくなります．分子量の小さな尿素やクレアチニン，カリウムなどは拡散によって効率よく除去されますが，透析アミロイドーシスの原因となる β_2 ミクログロブリンは分子量が 11,800 の低分子蛋白で，拡散では効率よく除去できません．このように分子量の大きな物質は，透析膜の性能によっては，拡散より濾過の方が効率よく除去できます．

　また分子量の小さな物質でも血液中の蛋白質と結びついている物質は除去されにくくなります．薬剤でも蛋白結合率の低いものはよく除去されますが，蛋白との結合率の高いものはなかなか除去されません．ナトリウムと塩素は前述のように濾過により水とともに除去されます．

(坂口俊文，秋澤忠男)

物質の分子量については Q85 参照．

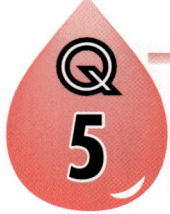

1. 透析とは

透析室に入っても機械ばかりでよくわかりません．透析回路のしくみはどうなっているのですか？

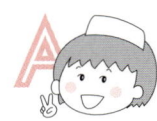

　　　　血液透析は血液を体外循環させ，透析器を通過させることで血液の浄化を行います．十分な効率を得るためには1分間に150〜200 mLの血液を透析器に通過（体外循環）させる必要があります．末梢静脈を普通に穿刺しただけではこれだけの血流を得ることはできません．そこで十分な血流を得ることができ，感染もおこしにくい方法として動静脈を皮下で吻合して，静脈を動脈化し，その静脈を透析ごとに穿刺する方法が行われています．この動脈と静脈を吻合したものを「内シャント」とよんでいます．

　脱血側の穿刺針を動脈側穿刺針，返血側の穿刺針を静脈側穿刺針といいます．透析を開始する際，まずシャントの穿刺部位を消毒し，脱血側を穿刺します．次に動脈側穿刺針と透析の回路を接続します．この回路の動脈側穿刺針との接続部位から透析器への接続部位までを動脈側血液回路といいます．動脈側回路には穿刺針接続部位から順番に補液ライン，抗凝固薬注入ライン，血液ポンプのしごき部分，動脈側ドリップチャンバー，透析器への接続部があります．次に静脈側を穿刺し，穿刺針を静脈側回路に接続します．血液ポンプを回転させると血液はこの回路を流れ始めます．血液の凝固を防ぐため抗凝固薬注入ラインから抗凝固薬注入ポンプによって抗凝固薬を注入します．

　透析器を通過した血液は静脈側血液回路を通過し，この回路の先端に接続された静脈側穿刺針を通して血管内に返っていきます．静

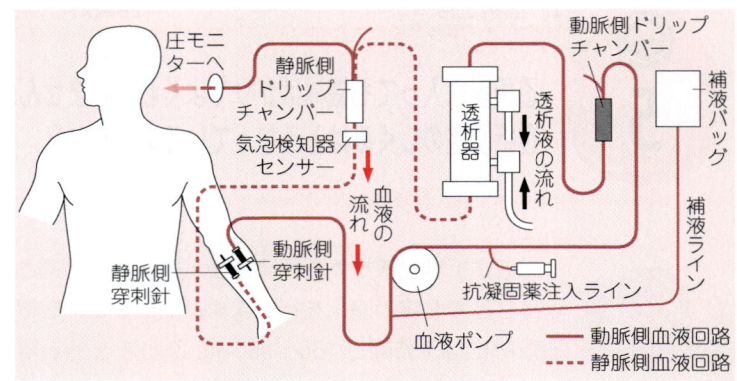

図1　血液透析の回路

脈側回路にも動脈同様ドリップチャンバーがついています．静脈側チャンバー直後の回路には気泡検知器のセンサーがあり，体内への空気混入事故を防ぐようになっています．

　動・静脈側ドリップチャンバーは回路に空気が混入した際，この部位でトラップし，空気を抜く目的で作られています．静脈側チャンバーにはこの他に静脈圧測定ラインがついており，この部位の静脈圧が透析装置により持続的に測定されています（**図1**）．

　透析装置には個人用透析装置と多人数用透析装置があり，後者には多人数透析装置用患者監視装置が使用されます．個人用透析装置は透析液原液を接続し前述の逆浸透装置から供給される純水で透析液を作成・供給するとともに，血液ポンプの回転や透析液量の設定，除水速度や静脈圧などのモニターを行います．患者監視装置は多人数用の透析液供給装置から透析液の供給を受け，個人用透析装置と同様の機能とモニターを行います．透析液は通常 500 mL/分の速度で透析器に供給されます．

　逆浸透装置および透析液中央供給装置は別室に配置され，配管に

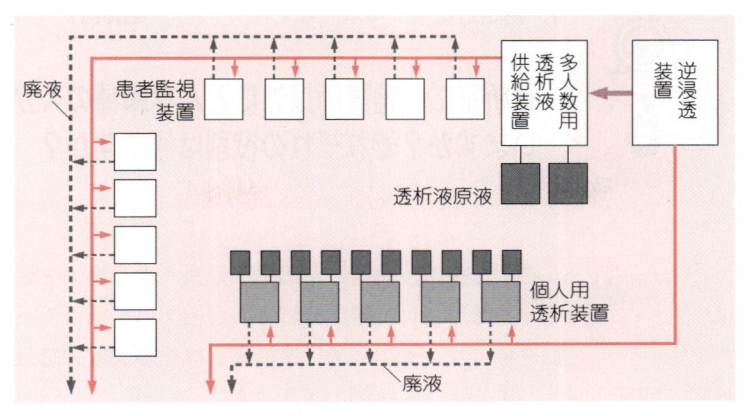

図2 血液透析の装置

よって個人用透析装置には純水が，患者監視装置には透析液が供給されます（**図2**）．また一度透析器を通った透析液は廃棄されます．透析液は液状あるいは粉末状の薬剤を純水で希釈して作製します．希釈率や希釈する薬剤の数は透析液の種類により異なります．

　この他にも逆浸透装置に水道水を供給する以前に水道水のイオンをとり除く軟水化装置，異物を吸着する活性炭フィルターなどの水処理装置とそのタンク，透析液原液タンクや粉末化透析液を溶解するタンクなどがあり，機械の多さに圧倒されるかもしれません．しかし個々の機械の役割を十分に理解することが血液透析には不可欠といえます．

〈坂口俊文，秋澤忠男〉

1. 透析とは

Q6 透析室には看護師以外にどんな職種の人がいますか？それぞれの役割は何ですか？

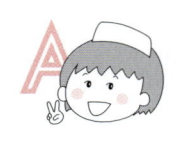

透析医療は，患者さんの生命延長とより良い生活の維持をめざし，専門分野の人が協力して行うチーム医療です．そのため，透析室には看護師以外に，医師や臨床工学士，栄養士，薬剤師，メディカル・ソーシャルワーカー（MSW），看護助手などがいます．それぞれの役割を以下に書きます．

1. **医師**：他のコメディカルと共同で治療しますが，最終責任者です．患者さんの希望をいれた透析方法の決定，シャントの作成，ダイアライザーの決定，透析時間・回数の決定，ドライウエイトの設定のほか，食事内容［カロリー，蛋白質，食塩，カリウム（K）摂取量］の決定，降圧薬・リン吸着薬・ビタミンD製剤などの薬剤投与量の決定，エリスロポエチン投与量・投与回数の決定，種々の検査の指示などを行います．さらに（長期）透析合併症の検査・治療・管理のほか，CAPD（持続性自己管理腹膜透析）や腎移植といった他の治療法に関する情報の提供も行います．それには回診を行って患者さんの訴えをよく聞き，医学的かつ社会的・精神的背景も考慮して対処します．また家族との接触を深め，家族への定期的な病状説明も行います．コメディカルに対する指導・教育も行います．

2. **臨床工学技士**：透析装置の管理（定期的消毒），透析液の補充，透析粉末の溶解，透析液の濃度・浸透圧管理，エンドトキシン濃度の管理，排液管理を行います．また透析回路の組み立て，プラ

イミング，透析の開始終了操作を看護師との共同で行います．

3. **栄養士**：透析食の指導，とくに食塩摂取量と体重増加の関係に重点をおいて指導します．血清Kや血清リン（P）値が高い患者さんにはKやPの摂取量をへらす工夫を指導し，適切な蛋白・カロリー摂取の方法を具体的に指導します．患者さんに家で食べた食事内容を書き出してきてもらい，それを栄養計算し，栄養指導をします．

4. **薬剤師**：服薬指導をします．リン吸着薬服用時間の指導をはじめ，塩酸セベラマー（レナジェル®，フォスブロック®）による腹部膨満，便秘など副作用についての十分な説明をします．ジギタリスやバンコマイシン，ゲンタマイシンなどの処方を受けている患者さんにはこれらの濃度管理も行います．

5. **メディカル・ソーシャルワーカー**：患者さんを介護する家庭環境を調査し，必要なら生活扶助の手続きをはじめ，介護保険や透析負担金の支払いなど，経済的な問題の相談にのります．

6. **看護助手**：検体の搬送，カルテの運搬，透析室の掃除，透析室への患者案内，車いすの患者さんへの介助，さらには医療廃棄物の処理も行います．

〔石川　勲〕

1. 透析とは

Q7 血液ポンプの役割は何ですか？

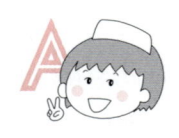

　血液ポンプは，シャントやカテーテルから血液をとり出し体外循環を行う駆動部としての役割があります．一般的な維持透析では血液流量は100〜300 mL/分に設定されます．ローラーポンプ型が一般的であり円筒状のローラーが血液チューブ（回路）をしごき血液を引き出します．また一方，血液ポンプは，ポンプを停止させることで安全装置の役割も担っています．ポンプ停止と連動している警報には，静脈圧や気泡混入，漏血，停電などを知らせます．

　血液回路の直径にはサイズに違いがありポンプ径の切り替えを必要とする場合には要注意です．その際は，ローラーと回路が適合していることを事前に確認し，たわみや張りが生じないようにローラー部に血液回路のチューブを装着します．またポンプ部には透明なフタがあり，閉じていないと安全装置が作動しポンプが回らないため，フタを確実に閉めておく必要があります．

　次に血液ポンプは体外循環の心臓部ですから停電などの不測の事態に対する対応を日常より心がけておくことも大切です．現在の一般的な人工腎臓装置には停電時にバックアップ電源が装備されており数十分程度の連続運転ができるように設計されています．

（河野啓助，奥田誠也）

Q8 1. 透析とは

透析膜とはどんな膜ですか？

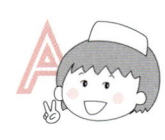

　　　　透析膜は，血球や高分子蛋白のように大きいものは通さないが，それ以下の小さいものは通すという半透膜です．これを患者さんの血液と透析液の間におくと，拡散と限外濾過作用によって，透析が行われます．

　透析膜の素材にはセルロース系と合成高分子系のものがあります．

　①セルロース系の透析膜：古くから用いられており，膜の菲薄化によって透析効率を上げやすいのですが，補体が活性化（☞Q20）したり，透析開始直後に一過性の白血球減少をきたすなど欠点があります．しかし最近では酢酸処理などによって生体適合性のよい膜になるよう改良が加えられています．

　②合成高分子系の透析膜：石油系原料から作られ，ポリスルホン（PS），ポリアクリルニトリル（PAN），ポリメチールメタクリレート（PMMA）などがあります．膜の穴の孔径が大きいため，低分子蛋白の β_2 ミクログロブリンがよく除去できる，補体の活性化が少ないなど利点があります．しかし孔径が大きいために透析液が逆拡散する可能性もあります．そこで，これらの膜を使用する際には透析液のエンドトキシン濃度に注意する必要があります．

　なお透析膜には面積が 0.8〜2.1 m² のものがありますので，体型や必要な透析効率によって選択します．

（石川　勲）

1. 透析とは

Q9 浸透圧とはどういうことですか？

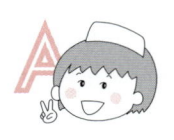

浸透圧は単位水分中に溶けている粒子数できまり，浸透圧が高いほど水分をひきこみやすくなります．水分の移動を阻止するために必要な圧力のことを浸透圧といい，同じ容量でも分子量が小さいほど粒子数が多く浸透圧が高くなります．血液は組織間液より 25～30 mosmol/L 浸透圧が高く，これは主に血清アルブミンによる膠質浸透圧によって維持されています．循環血漿量を正常に保つために重要です．主な浸透圧の決定因子は血清ナトリウム（Na）濃度（mEq/L）ブドウ糖（BS）濃度（mg/dL）および（血液）尿素窒素［BUN．実際は血清（serum）中の尿素（urea）に含まれる窒素（nitrogen）のことなので最近は SUN や UN と略すこともあります］の濃度（mg/dL）で，下記の式で計算できます．

$$血漿浸透圧 = 2 \times (Na) + BS/18 + BUN/2.8$$

氷点降下法による基準値は 285～295 mosmol/L です．

血液透析では BUN が急速に低下し，血漿浸透圧が低下します．細胞内から溶質（尿毒症物質）が溶け出すスピードが遅いために，血液中の水分は細胞内に移動し，細胞の浮腫がおこり種々の症状が出現します．これを不均衡症候群（disyequilibrium syndrome）といいます．導入初期にはしばしば認められますが，長期透析患者ではまれです．

（井関邦敏）

1. 透析とは

Q10 ダイアライザーとは何ですか？どういう構造をしているのですか？

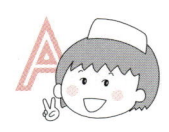

ダイアライザーとは，実際に血液浄化（血液透析）が行われる器具をいいます．基本的には透析膜とそれを支持する構造からできており，積層型，コイル型，中空糸型（フォローファイバー）などがあります．血液充填量が少ない，大量生産が容易，大面積化ができる，滅菌方法が選べる，などの理由で，日本では中空糸型が主に使用されています．

（福井光峰）

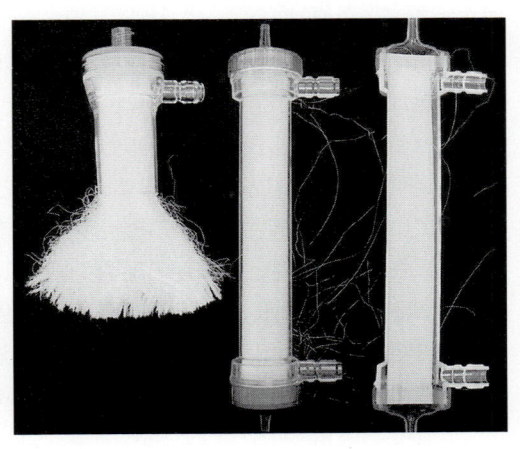

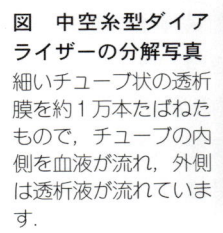

図　中空糸型ダイアライザーの分解写真
細いチューブ状の透析膜を約1万本たばねたもので，チューブの内側を血液が流れ，外側は透析液が流れています．

Q11 1. 透析とは

透析液とはどんなものですか？

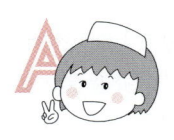

透析液とは，透析膜を介して血液中の老廃物を除去するとともに必要な成分の補給を行うため流す溶液のことです．基本的には正常の細胞外液に近い組成を維持できるようにするのが理想で，その特徴は次の通りです．

①尿素やクレアチニンなどの尿毒症物質は，血液中のそれらとの濃度格差をできるだけつけるため，含めない．

②生体に有害な物質は含めない．

③生体に不足している物質（カルシウム，アルカリ化剤など）は補充する．

④浸透圧や電解質，糖，アミノ酸などは正常の細胞外液と著しく変動させない．

マグネシウム，カルシウムとアルカリ化剤である重炭酸を混合させると時間とともに結晶化し沈殿するため，これらをA液とB液に分けています．市販されている透析液では，貯蔵場所や運搬の関係から，さらに溶液剤と粉末剤の剤型が選ばれます．それぞれはA原液作成装置とB原液作成装置で適正な濃度の溶液に調整した後，血液透析時の透析液供給装置でA液とB液を混合したのち適切な濃度に希釈して，実際の治療に使われています．

（福井光峰）

Q12 1. 透析とは

バスキューアクセスとは何ですか？

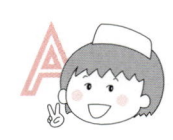

　バスキューアクセスとは，血液透析など体外循環を必要とする腎代替療法に必要な血液を体内から取り出すためのルートをいいます．

バスキューアクセスには，以下の2種があります．

①使用時に動脈や太い静脈にカテーテルを挿入する一時的アクセス．

②自己血管を使用する内シャントや人工血管などの動静脈瘻，表在化動脈などの恒久的アクセス．

理想的なバスキューアクセスの条件として，安定した十分な量の血液が持続的に確保できること（200 mL/分以上），長期に使用できること，使用が容易なこと，感染しにくいこと，患者さんの日常生活に影響を与えないことなどがあげられます．バスキューアクセスのなかでは，長期に反復して使用できる内シャントが主に使用されています．血液透析患者さんにとって"命綱"ともいえるバスキューアクセスの管理は非常に重要です．適正に管理すればバスキューアクセスの寿命が延長し，患者さんの予後も改善されます．そのため，透析スタッフは，バスキューアクセスに関する知識を十分に会得して治療にのぞむことが大切です．

（窪田　実）

2. 透析のしくみ

Q13 逆浸透とはどういうことですか？

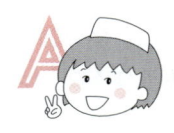

濃度の異なる液体を半透膜で区分した場合，水は濃度が低く薄い液体から濃い液体の方へ移動します（**図左**）．これを浸透といいます．水が移動しようとする力が浸透圧です．ここで濃い液体に浸透圧以上の圧を加えた場合，水は，逆に，濃い液体から薄い液体の方へ移動します（**図右**）．このように，水は通過できるが他の物質は通さない半透膜を用いて，濃い（つまりは不純物の多い）液体に圧力をかけて液体を精製する方法を逆浸透といいます．これは濾過の一種です．

（奥野仙二，石村栄治）

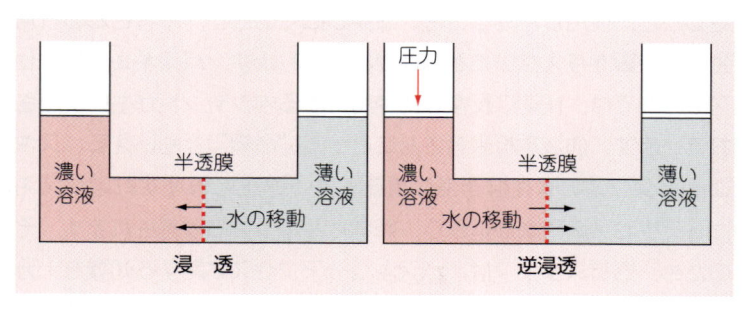

図　浸透と逆浸透

2. 透析のしくみ

Q14 短時間透析とはどういうことですか？

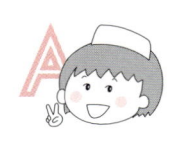

通常，血液透析は週3回，1回4〜5時間行われています．透析時間が1回3時間以下の場合，一般に短時間透析とよばれています．この場合には，透析性能の高いダイアライザーを使用することや血流量を上げることなどによって透析の効率を上げ，短時間で通常の透析と同じ透析量を得る必要があります．

透析量の指標としては，一般に標準化透析量（Kt/V．Q74参照）が用いられていますが，短時間透析において，Kt/Vの値を通常の透析の場合と同等に扱うことには問題があるとされています．Kt/Vは，尿素を用いて算出されているため，小分子量物質の除去については評価できても，中分子量以上の物質の除去については評価できていません．このため，短時間透析ではいくらKt/Vを維持していても中分子量以上の物質の除去は低下していると考えられます．また，急速に血中の尿素を除去するため，細胞内の尿素の除去がそれよりも遅れてしまい，結果的にはKt/Vが実際の透析量よりも大きい値になってしまいます．

一方，短時間透析では急速な透析による不均衡症候群（☞Q18）や循環器系への影響も問題となってきます．このような理由から，短時間透析を行うにあたっては十分な考慮が必要と考えられます．

（奥野仙二，石村栄治）

☞ 分子量については Q85 参照．

2. 透析のしくみ

Q15 シングルニードル法とはどういう方法ですか？

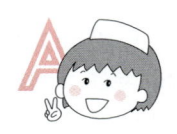

シャントの穿刺が困難な場合などに，脱血用と返血用の2本の留置針を用いるのではなく，1本の針に2本のチューブがY字型についているシングルニードル用穿刺針を用い，回路切換装置により脱血と返血を交互にくり返し，透析を行う方法がシングルニードル法です．この方法では，穿刺針の1本になっている部位の血液の再循環（図の①）や，一度血管へ出た血液の再吸入による再循環（図の②）などによる透析効率の低下が問題となります．

(奥野仙二，石村栄治)

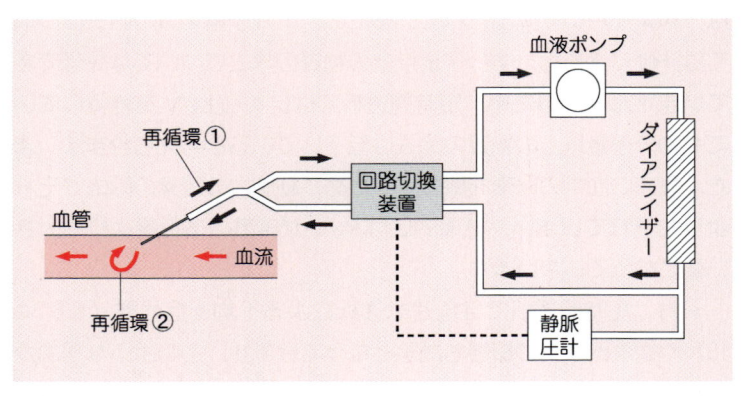

図　シングルニードル法

2. 透析のしくみ

Q16 除水の陰圧制御，陽圧制御とはどういうことですか？

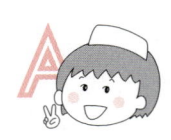

半透膜で区分された2つの液体の，一方に圧力をかけたとき，もう一方に水とその膜を通過できる物質が移動することが濾過であり，血液透析における除水も濾過（限外濾過）によって行われています．このため，除水量は血液側と透析液側の圧力の差（膜間圧力差）に大きく影響され，それを調節する方法としては，静脈側の回路を圧迫して血液側を陽圧にする方法（陽圧制御．図のa）と，透析液をポンプで吸引し透析液側を陰圧にする方法（陰圧制御．図のb）があり，現在は後者が主流です．

(奥野仙二，石村栄治)

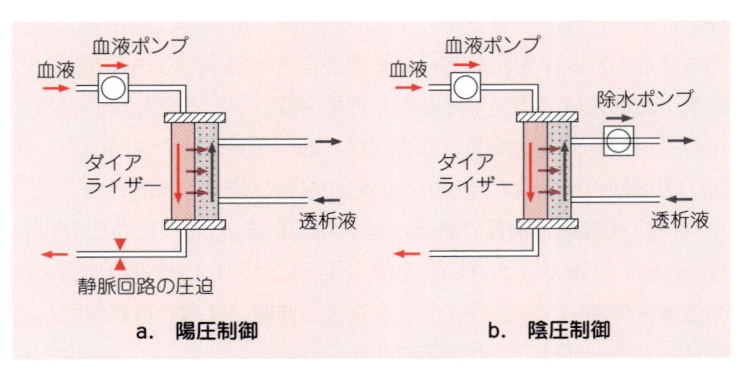

図　陽圧制御と陰圧制御

2. 透析のしくみ

Q17 代表的なダイアライザーにはどんなものがありますか？

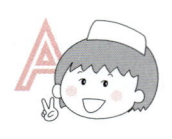

　　構造からはコイル型（チューブ状になった透析膜を合成樹脂のネットとともに"のり巻き"状に巻いた構造），積層型（透析膜と支持板とを1枚おきに重ねた構造），中空糸型［直径200〜300 μm（0.2〜0.3 mm）の細い透析膜の中空糸を1万本たばねた構造］に分けられます．現在ではほとんど中空糸型（フォローファイバー）が使われています（☞ Q3, 10）．

　また，透析膜の材質からは大きくセルロース系と合成高分子系に分けられ，それぞれ生体適合性（血液が透析膜を通過するときに起こる生体の反応．少ない方がよい），溶質を除去する能力や透水性違いがあります．患者さんの年齢や透析導入直後など条件を比較的おさえた方がよい場合もあり，その患者さんに適したものを選択します．たとえば，小児や高齢者，透析を導入されて間もない患者さんなどは，不均衡症候群（☞ Q9, 18）が出現しやすいので，溶質の透過性や透水性が比較的低いものを選びます．また透析アミロイドーシスの原因物質であるといわれている β_2 ミクログロブリン（分子量が11,800と大きい）を除去するには，むしろ溶質の透過性や透水性の高いダイアライザーを選択します．すなわち患者さんに合わせて選択することが大事です．

（福井光峰）

☞ 分子量については Q85 も参照．

2. 透析のしくみ

Q18 ダイアライザーの面積や血流量はどうやって決めるのですか？

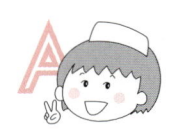

一般に透析導入まもない時期では、不均衡症候群（透析中から終了後まもなくおこる頭痛，悪心，嘔吐，不安，けいれんや昏睡などの症状を総称したもの．原因ははっきりしていませんが，透析により急激に尿毒性物質などを除去したため，脳浮腫などが起こるためと考えられています）を予防するため，除去率（透析前 BUN －透析後 BUN）/（透析前 BUN×100）が50％前後になるようにします．心血管系の障害がある患者さん，高齢者や小児なども小型のダイアライザーで血液量を抑えめにします．

長期透析が考えられる患者さんでは，至適透析の指標である以下の3点を満たせるように設定します．

①標準化透析量（Kt/V）：1.2〜1.8．
②時間平均尿素窒素濃度（TAC_{BUN}）：65 mg/dL 以下．
③蛋白異化率（PCR）：0.9〜1.4 g/kg/日．

しかし，透析中の患者さんの血圧の変動や耳鳴や足つれなどの身体所見に気をつけ，患者さんごとに細かく見直しをくり返しながら設定を行うことが大切です．

（福井光峰）

☞ 至適透析については Q73 も参照．

2. 透析のしくみ

Q19 ハイパフォーマンス膜とは何ですか？

ダイアライザーに使われる透析膜は，小分子量物質（尿素，クレアチニンなど）の除去が主目的であったため，孔の大きさは腎の糸球体基底膜と同じ20～30 Å（オングストローム）（百万分の2～3 mm）の小さなものでした．しかし，末梢神経障害などの症状を発現させる尿毒素の分子量は500～5000ダルトンの領域に存在するとした，いわゆる中分子量仮説や，長期透析患者さんにみられる透析アミロイドーシスの原因物質は，低分子量蛋白のβ_2ミクログロブリンであることがわかってから，低分子量蛋白領域の物質も除去できるように透析膜の孔を40～80 Åにしました．このように膜の穴の径が大きく，小分子量物質のみならず低分子量蛋白領域までの除去が可能な透析膜をハイパフォーマンス膜とよびました．

この膜の利点は，骨・関節痛，かゆみ，いらいら感，貧血などの改善が認められたこと．欠点は透水性（水の移動）が高いために自動除水制御機能付の透析装置が必要であること，透析液中のエンドトキシンなどの物質が逆濾過により血液中に流入するので透析液の清浄化が必要であること，アルブミンが漏れ出てしまうため，患者さんが低アルブミン血症になるおそれがあること，などです．

（今田聰雄，染矢法行）

分子量については Q85 を参照．

2. 透析のしくみ

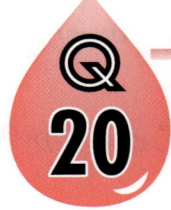

Q20 膜の補体活性化作用とはどういうことですか？

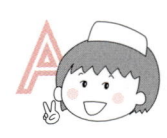

生体に侵入した微生物を排除するためにただちに働き，生体防御のために機能している一群の因子をまとめて補体とよんでいます．

セルロース系の膜を用いた血液透析において，透析開始15〜20分後に循環血中の白血球が一時的に減少することはかなり前から知られていました．その後，この現象には補体系の関与があることがわかりました．

補体には3つの補体の活性経路があり，それぞれ古典経路，別経路（第2経路），レクチン経路とよばれています．それぞれの経路により活性化された補体成分は生物学的活性をもち，生体の防御に関与します．セルロース系の膜には酸素原子Oと水素原子Hが1つずつくっついた形で存在しています．これをOH基または水酸基といいます．このOH基が補体成分 C3 と反応し，そのため補体の別経路が活性化されます．活性化されて出現する補体成分の1つ C5a の作用により肺の毛細血管内に白血球が停滞します．このことが，血中の白血球の減少の一因となっているようです．

補体系は，本来，生体防御のために働いています．これが透析膜により人工的・定期的に活性化させられると弊害がおこることは当然考えられます．透析患者さんの免疫不全やアミロイドーシスなど，全身の病変にも関与している可能性が考えられています．

（大井洋之）

2. 透析のしくみ

Q21 生体適合性とはどういうことですか？

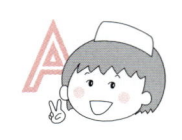

生体適合性とは，血液浄化療法自体が体に及ぼす有害な反応をみて治療の安全性を決めるという考え方のことです．血液浄化療法を行うと，血液は生体内では存在しない異物と触れることになります．血液が触れることにより異物に対する反応が起こる可能性があります．この異物に対する反応をみて治療法の安全性を確かめます．

この反応でよく知られていることは，透析膜によって循環血中の補体が活性化することです．この補体活性をおこす透析膜素材の弊害が強く考えられ，活性を起因させる水酸基をマスクすることや，水酸基をもたない種々の合成高分子膜が開発されてきました．しかし合成高分子膜には別の生体適合性からみて短所もあります．また，この膜は高圧蒸気滅菌に耐えられないので他の方法で滅菌しており，その滅菌法も生体適合性の考えより改善しなければならないことがあります．

このように，透析の膜の素材のみではなく，滅菌法や素材からの溶出物，エンドトキシンなどの透析液の汚染，抗凝固薬の反応，特定の透析膜とACE阻害薬（アンジオテンシン変換酵素阻害薬）にみる薬品と素材との関係など，さまざまのことについて生体適合性を規定する因子として考えていかなければならないことが明らかになっています．

（大井洋之）

2. 透析のしくみ

Q22 透析液供給装置とはどういうものですか？

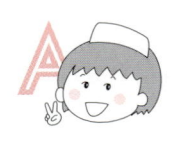

透析液供給装置は，清浄化された水を作る水処理装置の下流におかれ，透析液を作り患者監視装置およびダイアライザーへ供給する装置です．実際には，装置の中で透析液原液（濃度が濃い）を水処理後の希釈水と一定の比率（通常35倍希釈）で混合し，適正な濃度，適正な温度であるか監視しています．使用後の装置の洗浄も含め，各工程がコンピューターで制御されています．機種によっては透析液から脱気する機構や温度制御機構が組み込まれたものがあります．

用途から分類すると，多人数用と個人用の2種類があります（☞ Q23）．また，透析液の希釈には以下の4方式があります．

①タンク方式（低容量混合方式，計量槽方式）．
②ピストン方式（定比例方式）．
③ノズル方式（重力落下方式）．
④フィードバック方式．

透析液作成時の調整ミスや装置の故障・汚染は直接患者さんに影響を及ぼすため，日々のメンテナンスを怠らないことはもちろん，バックアップ体制として2機の装置を用意することも必要かもしれません．

（大澤　勲，大井洋之）

2. 透析のしくみ

Q23 多人数用と個人用の透析液供給装置があるのですか？

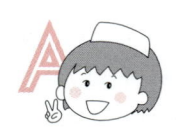

透析液供給装置には，その用途から多人数用と個人用の2種類があります．いずれの装置も現在では小型化がすすみ，コンピューター制御が随所に組み込まれていますが，薬剤の準備・設置や日常の保守点検には人の力が不可欠であり，ルーチン・ワークとはいえども慢心せず望みたいものです．以下に両者の特徴を述べます．

1. **多人数用透析液供給装置**：1台の透析液供給装置で同時に複数（10人以上）の透析患者へ同一組成の透析液を供給する場合に選択されるタイプです．日本ではほとんどの透析室で採用されています．透析室では多種多様な疾患・背景をもった患者さんに対応した透析ができなければいけないのですが，通常はこのタイプで十分な対応が可能です．多人数用の利点と欠点を個人用と比較して以下にまとめます：

①透析液供給装置の準備，点検業務が容易である．

②透析液作成時の調整ミスや装置の故障・汚染はただちに多数の患者に悪影響を及ぼす．

③患者個々の病状（血糖・電解質異常など）に対応した透析液を供給することはできない（処方透析はできない）．

2. **個人用透析液供給装置**：1人分の透析液をベッドサイドで作成し供給する場合に選択されることが多く，個人用の名のごとく患者ごとに用意されます．近い将来，在宅透析が一般的になった際に主力となるタイプです．装置そのものは，通常コンソール（患者監

視装置)と一体型になっています.個人用の利点と欠点を多人数用と比較して以下にまとめます:

　①透析液供給装置の準備,点検業務は装置の数だけ行わなければならない.

　②透析液作成時の調整ミスや装置の故障・汚染の悪影響が同時に他の患者へ広がる可能性が低い.

　③患者個々の病状(血糖・電解質異常など)に対応した透析液を調整し供給することができる(処方透析ができる).

　④透析室のみならず,病室やICU, CCU,手術室などへ装置を運び,透析することができる.

〈大澤　勲,大井洋之〉

2. 透析のしくみ

Q24 透析液脱気装置とはどういうものですか？

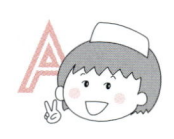

　透析液中に溶け込んでいる空気を強制的に除去することを脱気といいます．透析液を脱気せずに使用すると，透析液中の空気が，透析液濃度（伝導度）を測定する電極に気泡として付着するために，透析液の濃度がばらつきます．また，ダイアライザー内に気泡が発生すると，ダイアライザーの有効膜面積が減少するために透析効率が低下したり，除水のための用量バランスがくずれるために除水量に誤差が生じたりします．

　脱気ポンプは透析液の加温ヒーターのうしろに設置します．これは透析液の温度が高いほど脱気効率がよいためです．加温ヒーターで約36℃に加温された透析液を，狭い管（オリフィス）の中で脱気ポンプで強制的にひっぱると，透析液は陰圧状態となり気泡が発生します．その気泡を脱気槽で除去するという方法（図）が，通常透析液の脱気に用いられています．

（今田聰雄，染矢法行）

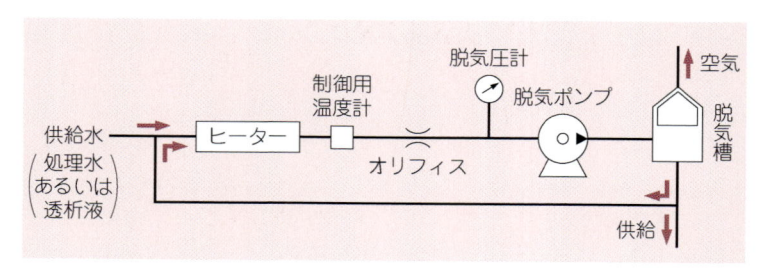

図　脱気装置

2. 透析のしくみ

Q25 透析液と血液の向流,並流とはどういうことですか?

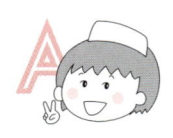

ダイアライザー内で血液と透析液が同一方向に向かって流れることを 並流(へいりゅう) といい,両者が逆方向に流れることを向流(こうりゅう)といいます.

Q3でも述べたように,透析膜を介して血液と透析液の間に存在する溶質の濃度勾配(こうばい)によって拡散がおこり,溶質が除去されます.

血液と透析液を並流で流した場合,ダイアライザーの入口部付近では溶質の濃度差は最大であり,十分な拡散がおきることになります.しかし,そのまま両者が同じ方向に流れていくと,透析液側では除去された溶質の濃度が上昇してくるために,次第に両者の濃度勾配は小さくなっていき,出口部付近では溶質の除去効率が低下するという不均衡がダイアライザー内で生じることになり,透析効率の低下がみられることがあります.

これに対して向流では,血液がダイアライザー内を進むに従って透析液は新しくなっていき,さらに除去された溶質はどんどん流れ去ってゆくため,結果的にはダイアライザーのどの部位でも濃度勾配が存在することになり,透析効率は上昇することになります.

(貫手順一,浦 信行)

2. 透析のしくみ

Q26 透析液のエンドトキシン対策とはどういうことですか？

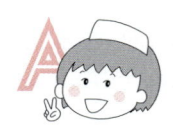

エンドトキシンとはグラム陰性桿菌の外膜の主成分です．エンドトキシンがあるということは，透析液が菌に汚染されている可能性があることを意味します．

エンドトキシンは透析膜を通過する 10 KDa 以下の破片（フラグメント）にもなります．この小さい破片は大きな孔径をもつ合成高分子系透析膜を通過し血管内へ逆拡散することが問題となります．

そこで，日本透析医学会では，透析液水質安全基準を最大許容量 50 EU/L，目標値 10 EU/L 以下と定めています（2001年）．エンドトキシン濃度がこれより高いと，原水に含まれる菌が逆浸透装置からリークしていたり，透析原液内や配管のデッドスペースで菌が増殖していることが考えられます．そしてこれら透析液中のエンドトキシンが逆拡散で血中に入ると，単核球を活性化し種々のサイトカインを放出します．すると，発熱や血圧低下などの生体反応をひきおこします．また慢性的に体がエンドトキシンにさらされると，透析アミロイドーシスになることがあると考えられています．

対策としては，水質管理や消毒とともに，エンドトキシン・カット・フィルターの使用が有効です．

（石川　勲）

発熱については Q113 も参照．

2. 透析のしくみ

Q27 ドリップチャンバーの役割は何ですか？どういう構造をしていますか？

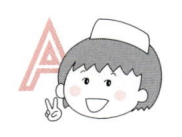

透析回路の動脈側と静脈側にはそれぞれドリップチャンバーがついています．この中の細かいメッシュフィルターで血液内の気泡や異物，さらには凝血塊をとらえ，これらがダイアライザーや患者さんに入ってしまうのを防いでいます．

また，このチャンバー内の血液の性状をみることによって凝血の有無がわかり，抗凝固薬の調節にも役立ちます．さらに，チャンバー上部から出ている圧ラインによって回路内圧を常に監視することができるので，圧の上昇がみられた場合でも血液凝固や回路の閉塞などを事前に防止することができます．

チャンバー上部からは，もう1本の液面調節ラインが出ており，これをシリンジに接続することによりチャンバー内の液面の高さを調節することができます．液面が低すぎた場合は回路内に空気が混入し，空気塞栓をおこす危険があります．逆に液面が高すぎると，圧ラインより血液が逆流し圧モニターの故障の原因となりますので注意が必要です．

(買手順一，浦　信行)

2. 透析のしくみ

Q28 コンソール（監視・制御装置）とはどういうものですか？

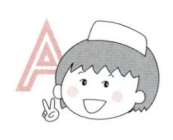

コンソールとは，透析液をダイアライザーに供給するためにベッドサイドに置いてある装置のことです．透析を安全に行うためのさまざまな監視・制御装置としての役割ももっています．

まず透析液を監視する機能として，透析液温度計や透析液流量計，漏血モニター，透析液圧モニターなどがついています．ほかに，透析液の電気伝導度を用いて濃度を監視するための濃度監視機能もあります．これは個人用透析機には必ずついていますが，多人数用の装置ではついていないこともあります．

次に血液回路の監視・制御として，ローラーポンプの回転数を設定することにより，体外循環血液量を調節することができます．また，静脈側のドリップチャンバーに接続された静脈圧計により，回路の折れ曲がりや凝固による閉塞あるいは脱血不良などがわかります．また，気泡検出器が静脈側のドリップチャンバー下部についています．

通常コンソールには除水コントローラーが一体となってついており，1回の透析における総除水量および1時間あたりの除水量の設定と，積算除水量を表示できるようになっています．

（買手順一，浦　信行）

2. 透析のしくみ

Q29 気泡検知器とはどういうものですか？

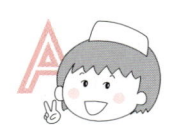

　　血液透析施行中に空気の混入した血液が体内へ返血されると空気塞栓(そくせん)をおこします．これを防ぐのが気泡検知器です．一般に光学式と超音波式があり，感度が良好であることなどの理由で超音波センサーが主流です．

　通常，センサーは静脈側のエアトラップ・チャンバー下部のチューブにセットされます．空気を検知した場合に警報でこれを知らせる一方，回路を遮断しポンプを自動的に停止させます．

　基準では1 mL以上の単独気泡の混入を検知するよう定められていますが，メーカーではより厳しい基準を設けており，一般に単独気泡で0.01〜0.02 mL以上を検知するように設定されています．またさらに低容量の微小気泡も検知できる場合もあります．ただし，センサー自体の汚れ，装着部回路の汚れ，感度調整不良などにより検知されない危険があるため，正しく装着されているかの確認と定期的な整備が必要です．警報がなったら必ず空気混入の有無をチェックします．気泡が小さく目視で確認しにくい場合もあるので，警報を誤報と即断しないことも大切です．

　最近，動脈側チャンバーとダイアライザーとの間の血液ラインにも気泡検知器を取り付けることで，早期に空気混入を検知するシステムも広がっています．これは空気と血液のミキシングによっておこるダイアライザーの凝血防止にも役立っています．

（玉置清志，奥田誠也）

2. 透析のしくみ

Q30 漏血検知器とはどういうものですか？

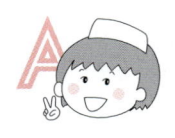

漏血検知器は，透析液中に血液が漏れ出したこと（リーク）を知らせるために装備されています．リークがおこるのは，ダイアライザーの製品不良や操作中の損傷などのためです．技術の進歩により透析液はエンドトキシンをはじめとする有害な物質をかなり抑制できるようになりました．しかし，血液との直接的な交通は，悪寒や発熱，さらにはショックなどの重篤な病態をもたらす可能性があり，すみやかに異常を検知し警告と危険の回避をしなければなりません．

現在，一般的に使用される検知器は光学式センサー方式を用いています．発光素子である赤外線ダイオードからの光が透析廃液にあてられ，通過した光を受光素子が受けとります．透析液の混濁度に応じて透過光量が変化するため，その透過光量によって漏血を感知しています．漏血が検知されると警報音と表示灯（赤）を点灯するとともに血液ポンプと透析液循環ポンプを停止し透析液回路内を完全に閉塞する機構となっています．

漏血警報が作動した場合は，まず試験紙法で漏血の確認（透析廃液の潜血反応）を行います．

（河野啓助，奥田誠也）

2. 透析のしくみ

Q31 除水コントローラーとはどういうものですか？

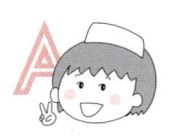

除水コントローラーとは，血液透析での除水速度ならびに総量をコントロールする機構です．

血液透析における除水はダイアライザーでの限外濾過圧（ultrafiltration pressure）に比例して行われます．限外濾過圧はダイアライザー血液側（内側）の圧力と透析液側（外側）の圧力との圧力差で決定されます．現在多くの装置では透析液の容量を制御することで除水をコントロールしています．具体的には装置からダイアライザーへ流れる透析液と，ダイアライザーから装置に戻る透析液の量，つまり，ダイアライザー内の透析液量を一定に保ちます．血液側は体外循環により圧力が上がり，膜の外側（透析液側）へ限外濾過をおこそうとしますが，外側の透析液の量が一定に保たれているため，透析液側へ濾過液は出ていけなくなります．このように透析液の量を一定に保つことで，除水（限外濾過）をなくすことができます．装置からダイアライザーへ流れる透析液より，ダイアライザーから装置に戻る透析液の量を多くし，装置から出る透析液と戻る透析液の量に差をつけると透析液側は陰圧になります．この陰圧によって膜間圧差が生じ限外濾過がおこります．この濾過が除水となります．

（角田隆俊，田中進一）

☞ 除水については Q51 参照．

2. 透析のしくみ

Q32 ヘパリン注入ポンプ, ヘパリン注入ラインとはどういうものですか？

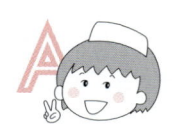

血液は体外に出ると，血小板や凝固因子が活性化されて凝固します．そのため，体外循環を用いる血液透析の際には，血液回路内に導かれた血液が凝固しないように，回路内に抗凝固薬を投与する必要があります．このために，コンソールにはヘパリン注入ポンプが設置してあり注入ラインを介してヘパリンが血液回路に注入されます．ヘパリン注入ポンプは，静脈内持続注入用ポンプと同じ構造で，時間あたりの投与量が設定できると同時に，"早送り"もできるようになっています．通常2連で設置されており，昇圧薬や降圧薬，10%食塩水，カルシトニン製剤，グルコース，プロタミンの持続注入にも用いられています．20 mLのシリンジが装着でき，1時間あたり0.1 mL～9.9 mLの注入量の調節ができます．

ヘパリンなどの抗凝固薬は，ヘパリン注入ラインとして動脈側（ダイアライザーの前）に接続されますが，他の薬剤やプロタミンなどは通常静脈側（ダイアライザーの後）に接続されます．シリンジの内容が終了すると警報がなります．ヘパリン注入ポンプには，停電時にも作動するようバックアップ機能が設定されています．

（窪田　実）

2. 透析のしくみ

Q33 透析装置の周辺機器には，その他にどんなものがありますか？

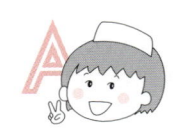

そのほかの透析装置の周辺機器としては，体重計，体重計付きのベッド，透析用の椅子，血圧計，心電図モニター，酸素飽和度モニター，ナトリウム（Na）・カリウム（K）測定器，凝固時間測定器，ヘマトクリット用遠心機，点滴ポンプ，インフュージョンポンプ，除細動器，穿刺針，ペアン，オートクレイブ，冷蔵庫などがあります．

体重計付きのベッドは，その上に乗っただけで体重が測定できるので，立位・歩行が困難な患者さんの体重測定に使われます．透析用のベッドや椅子は，患者さんが臥位のままで頭部を低くしたり，上半身・下腿・全身の傾斜や上下動をしたりできるので，透析中の血圧低下にも対処できます．血圧計，心電図モニター，酸素飽和度モニターは透析中の患者さんの状態を把握するために使用され，Na・K測定器や凝固時間測定器は，透析液内のNa・K濃度と透析中に投与している抗凝固薬の量が適当かどうかを判断するために用いられます．これらの装置により，患者さんの状態が常に監視されているため，安全な透析療法が可能となるのです．

さらに，除細動器は，患者さんに致死的な不整脈が出現したときすぐに使用できるように使い方に慣れておきましょう．　　（菱木俊匡）

Q34 透析室での看護師の役割とはどういうものですか？

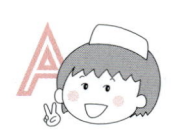

3. 血液透析の実際：ベーシック編

日本腎不全看護学会では，透析看護の定義を「末期腎不全における延命の手段として透析療法を選択した患者や家族の衝撃の深さを知り，円滑な治療が出来るように，患者のセルフケアを支援・支持し，必要時に援助を行い，機械や装置に依拠した状況下における健康回復と患者の自己実現をめざす活動」と定めています．

具体的には，透析治療中の透析手技，透析装置の取り扱い，事故防止，感染防止，循環動態の変化や合併症の予防・対策・管理など身体的側面に対する役割がまずあげられます．これには幅広い医学的知識と経験が望まれます．

ついで，患者さんの家庭や社会復帰への支援，生きがいへの支援など社会的側面に対する役割と，さらに，食事制限や，透析療法への時間的拘束，多くのストレス，長期生存の不安，死の恐怖，合併症への心配，シャントに対する不安，医療関係者や他の患者さんとの人間関係，体調不良など，患者さんの苦痛に対する精神・心理的側面に対する支援があげられます．これには，患者さんの言うことに耳を傾け，話し合いのなかで患者さんから情報を得ることも大切です．透析医療はチーム医療ですので，他の部門とパートナーシップをとり共同して患者さんのセルフケアに協力します．　　（石川　勲）

3. 血液透析の実際：ベーシック編

Q35 透析導入時の患者さんの観察ポイント，ヘルスアセスメントのポイントは何ですか？

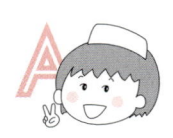

　　　　　腎不全で透析導入されれば，それで病態が安定し進行しないわけではありません．透析による新たな合併症や持続する合併症の悪化がおこるからです．

　また，透析に導入される原因疾患の第一位は糖尿病性腎不全です．糖尿病には3大合併症（視力障害，神経障害と腎症）があり，さらに心血管系障害や高血圧症，慢性動脈閉塞症などを伴うことが多くあります．したがって腎不全以外の合併症が何であるかにより観察ポイントもヘルスアセスメントも異なってきます．病態は通常のバイタルサインをとることになりますが，合併症により違いがあります．

　透析医療において，スタッフが透析医療を指示通りミスなく施行することは当然ですが，それにもまして大切なのは，患者さん自身の自己管理です．簡単に自己管理といっても，透析患者には食事や日常生活に厳しい制限が存在するため，実行には当然困難を伴います．そのため導入期指導が非常に大切になります．本来は導入期になって透析導入期指導を開始するのですが，合併症を多くもっている患者さんに対しては保存期より始めることが必要です．

　指導にあたっては，まず本来の患者さんの日常生活サイクルや家庭環境を知らなければなりません．現在介護保険があり，患者さんをとりまく状況はかなり改善してきていますが，必ずしも十分ではありません．また社会復帰に対する意欲もどの程度あるのか，社会がそれを受け入れてくれる環境かどうかを把握します．透析を始め

ると会社に迷惑がかかるといけないので退職してしまう患者さんもいるほどなのです.

　導入期観察ポイントとしては透析の安全性や安楽な透析を心がけることが必要ですが,それには水分と塩分管理に十分気を使うことが不可欠です.適切な運動療法を行っているか,体力を確保しているか,十分なエネルギー量がとれているかどうか,体重のコントロールは指示通りか,高脂血症やカリウムの管理は十分か,適切な休養と睡眠がとれているか,便通コントロールができているか,透析を受けているという現実を認識し透析を受けることに対するストレスに対処するための感情の表出ができるか,自立を促す必要もあります.またシャント管理,服薬指導を正しく守っているか,感染予防に対する意識は十分かなどがヘルスアセスメントとして重要です.ケアの基本は,日常性に根ざした自立への援助です.〔奈倉勇爾〕

3. 血液透析の実際:ベーシック編

Q36 透析開始にあたって,患者さんにはどのように説明したらいいのですか?

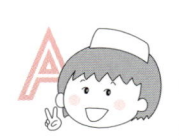

透析開始にあたっては,まず医師や看護師から患者さんへ十分な説明が必要です.患者さんには,それを十分理解した上で,治療法を選択し,治療に同意をしてもらうことが大切です.この「説明と同意」をインフォームド・コンセントといいます.

インフォームド・コンセントで患者さんへ説明しなければいけないポイントを以下に示します.

①現在の腎機能の状態とどうして透析が必要か.

②透析をしなかった場合の危険性.

③透析には血液透析と腹膜透析があり,それぞれ長所,短所があること.また,適当な提供者がいれば生体腎移植が可能であり,いない場合も登録することにより献腎移植が可能であること.

④透析の合併症にはどのようなものがあるか.

⑤透析食の説明.

⑥どちらの治療法が患者さんに向いているかという医師や看護師の意見.

また,説明の内容をわかりやすい表現で伝えることにも留意します.

以上のことを十分に説明し,患者さんにどの治療法を選ぶか決定してもらい,医療側がその治療を実施することに同意してもらいます.

(杉山 敏,村上和隆)

3. 血液透析の実際：ベーシック編

Q37 透析開始前に準備しておくべきものは何ですか？

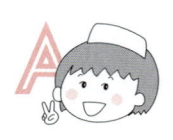

血液透析は大量の血液を体外循環させ，コンピューター制御された器材を用いて治療を行っています．治療開始にあたり機材や薬剤を適切に準備し事前に点検を行うことは，安全にまた円滑に治療を実施するために非常に大切です．

1. **透析装置周辺**：まず，どこで透析を行うか，ですが，ウイルス性肝炎を含む各種感染症合併では院内感染防止対策にのっとって透析場所を検討する必要があります．透析装置周辺で透析開始前の準備（プライミング）として必要なものを以下に示します．

①透析用ベッドもしくは椅子．

②ベッドサイドコンソールと付属装置（気泡検知器，漏血検知器，静脈圧計，抗凝固薬持続注入器）．

③血液回路．

④ダイアライザー．

⑤回路鉗子（最近は血液回路にクレンメが付属している製品もあります）．

⑥生理食塩水1～2 L（回路内洗浄用）．

⑦抗凝固薬入り生理食塩水 500 mL（回路内をあらかじめ抗凝固薬でコーティングする場合に用います）．

⑧持続投与またはワンショット用抗凝固薬（ヘパリン，低分子ヘパリン，メシル酸ナファモスタット）．

⑨注射器と針（⑧を溶解し注入するため）．

2. 内シャントを穿刺する際に必要な器材や薬剤：

①透析ケアセット（開始時セットとして市販されているものには滅菌紙シーツや綿球もしくは綿棒が数本，ガーゼ数枚が含まれています）．

②消毒液．

③穿刺針（脱血用，送血用）．

④絆創膏．

⑤ゴム手袋．

⑥駆血帯．

その他に穿刺後の使用済み針や血液で汚染された器材，ごみなどを安全に回収できるように工夫をしておくことも必要です．その他に準備しておくべきものとしては，体重計や血圧計，体温計があります．

3. 想定されるトラブルへの対応

次に透析中に想定されるトラブルや事故，副作用のなかに，血圧低下や不整脈，ショックなどの循環器系の異常があります．このような循環・呼吸動態の異常をきたした場合や，透析前より重篤な状態の患者さんには，心電図モニターなどの患者監視装置，自動血圧計，酸素投与，除細動器が必要な場合もあります．

トラブルへの対策として準備しておきたい薬剤としては，血圧低下時に用いる生理食塩水，10%NaCl，グリセリン（グリセオール®），各種昇圧薬，筋けいれん時に対しては2%$CaCl_2$，10%NaCl，低血糖時に20%もしくは50%ブドウ糖液などがあります．これらの薬剤を必要とする場合は少なくないため，患者さんに近い場所に準備をしておくべきです．

（河野啓助，奥田誠也）

☞ 具体的な準備の手順については Q38 を参照．

3. 血液透析の実際：ベーシック編

Q38 準備はどういう手順で行ったらいいですか？

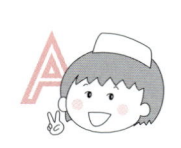

1. 患者さん入室前の手順：

①透析ケア用滅菌トレイの準備：滅菌トレイを開封して消毒液を入れる．駆血帯やカテーテル固定用テープ，クランプキャスとともにベッドサイドに置く．

②モニターの準備：心電図モニターは，倒れてもベッド内に落ちない位置に用意する．電極の確認をする．血圧計や自動血圧計もシャント肢の反対側に用意する．

③生食の準備と確認：「生理食塩水」と明記した10～20 mL注射器の必要本数をベッドサイドに準備する．

④注射薬剤の準備：注射指示箋を確認して，抗凝固薬などを準備する．

⑤採血用検体の準備と確認．

⑥透析用記録用紙の確認．

2. 患者さん入室後の手順：

⑦患者確認：体重測定時に名前を名のってもらい本人を確認する．加えてベッドサイドに移動後に患者識別ベルトで確認する．

⑧体重測定：透析開始前体重を測定し，ドライウエイト（☞ Q54）との差を確認する．体重増加が著しい場合は，医師に報告する．

⑨訴えと一般状態の把握：前回の透析終了時から現在までの変化の有無，現在の血圧，脈拍，体温などの一般状態を確認する．

⑩シャント部皮膚と血流の確認：シャント部皮膚の発赤，皮下出血などの有無，シャント血流のスリルを確認する．

（鎌田貢壽）

3. 血液透析の実際：ベーシック編

Q39 透析用血管内留置カテーテルはどうして必要なのですか？

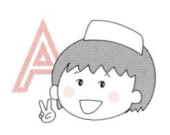

内シャントが前もって作られていない場合や内シャントが使用できない場合に，大腿静脈や外頚静脈，鎖骨下静脈などに透析用留置カテーテルを挿入し，ここから脱血・返血して血液浄化療法を行います．

内シャントが作られていない場合とは，急性腎不全や慢性腎不全の急性増悪や急性心不全の合併時など，予測できない緊急の透析の場合です．

内シャントが使用できない場合とは，シャント閉塞時，内シャント作製後1～2週間，人工血管による内シャント作製後4週間程度（人工血管の種類により異なる），シャント周辺の皮膚感染症，シャントの破裂，低心拍出量状態などです．シャント周辺部の皮膚感染症は内シャントの穿刺により血管壁にまで広がって，内シャント血管壁の破綻に結びつく場合があります．

〔鎌田貢壽〕

Q40 透析用血管内留置カテーテルはどう管理したらいいのですか？

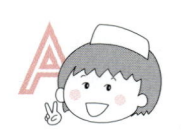

3. 血液透析の実際：ベーシック編

カテーテル管理の目的と対策を以下に示します．

①血栓によるカテーテルの閉塞予防→カテーテルの洗浄とヘパリンの充填を毎日実施します．カテーテルに5 mLの注射器を接続しカテーテルクランプを開け，ゆっくりと血液を引き出し抵抗感の有無で血栓の存在を判断します．血栓は注射筒内に引き出します．血液が引き出せない場合は医師に報告して対処します．

②刺入部およびカテーテルの感染予防と早期発見→カテーテル刺入部が透明ドレッシングで密閉されている場合は，刺入部周囲の発赤や浸出，出血，排膿，圧痛を確認して，異常がない場合は観察のみとします．ガーゼドレッシングの場合は，感染徴候の有無を観察し，ガーゼ交換を毎日行います．カテーテルキャップは毎回交換します．熱型や炎症反応のデータを観察し，留置カテーテルへの感染が疑われる場合は医師に報告します．血液培養やカテーテル交換，カテーテル先端部培養などを行います．シャワー浴は，頸部，鎖骨下のカテーテル留置の場合は可能です．その際はぬらさないようにします．大腿部刺入の場合はシャワー浴を行いません．シャワー浴後は，ただちに刺入部の消毒を行います．

③カテーテルの固定不良，接続不良，位置異常の予防と早期発見→②の処置時に，カテーテル縫合糸のはずれ，カテーテル挿入位置と固定の確認，カテーテル接続部の確認などを行いトラブルを予防します．

（鎌田貢壽）

3. 血液透析の実際：ベーシック編

Q41 透析モードの選択とはどういうことですか？選択の基準は何ですか？

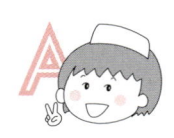

尿毒症で体内に蓄積した物質を体外循環によって除去する治療法には，大きく分けて透析，濾過，吸着があります．

血液透析（HD：hemodialysis）は，透析膜を介した血液と透析液の間の拡散を主な物質交換の原理としており，BUN［（血液）尿素窒素］，Cr（クレアチニン）などの小分子量物質除去や電解質・アシドーシスの補正に関して効率的な治療です．実際は透析患者では体重増加があるため，体重増加分は治療中の限外濾過により除水されます（限外濾過とは，透析膜の血液側に陽圧をかけるか，透析液側に陰圧をかけることにより水分を濾し出すことをいいます）．

血液濾過（HF：hemofiltration）は，透析膜よりも目のあらい濾過膜を用います．そして，血液から大量の体液を限外濾過で除去し，除去分から体重増加分を引いた量を電解質液（補充液）で補う方法で，透析液を用いません．補充液を注入する部位の違いにより前希釈法，後希釈法があります．いずれも HD にくらべて中～大分子量の物質除去にすぐれ，治療中の血漿浸透圧の変化が少なく循環動態への影響が小さいことが特徴です．保険の適用は，HD で対処できない透析アミロイドーシス（HAA），透析困難症，緑内障，心包炎，心不全となっていますが，中～大分子量領域の尿毒症物質が原因と考えられる瘙痒症（かゆみ），レストレス・レッグズ（むずむず脚）症候群などの神経障害などにも有用といわれています．血漿浸透圧の変動が少ないため，脳血管障害や脳外科手術後などの脳浮

腫を合併する病態にも適しています.

　血液透析濾過（HDF : hemodiafiltration）は，HD と HF を同時に行うもので，両者の長所をあわせもった治療法です．保険の適用は，HD で対処困難な HAA および透析困難症です．中分子量領域の物質除去にすぐれており，腎不全以外に肝性昏睡をひきおこす物質の除去にも有効です．これまで補充液はボトルあるいはバッグのものでしたが，最近では高度に清浄化された透析液を大量に補充液として用いるオンライン HDF という技法が登場し，大量液置換によって HAA の原因物質である β_2 ミクログロブリン（分子量 11,800）を効率的に除去し，関節痛やかゆみなど HD で改善しにくい症状に対する有効性も報告されています．

　体外限外濾過法（ECUM : extracorporeal ultrafiltration method）は限外濾過により過剰な水分を除去する方法で，血漿と同濃度で Na も除去することができます．腎不全時の体液過剰のみならず治療抵抗性のうっ血性心不全の治療などにも用いられます．

　その他，多臓器不全や循環不全，重症膵炎などの重症病態の患者さんに HF や HDF を長時間持続的に行う CHF（持続的 HF），CHDF（持続的 HDF）などの治療法があります． 　　　　　　（衣笠えり子）

Q42 抗凝固薬の役割は何ですか？

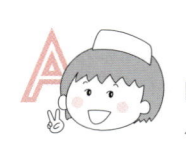

3. 血液透析の実際：ベーシック編

血液は体の外に出て空気や異物と接触すると、凝固系や血小板が活性化され凝固します。血液透析を代表とする体外循環治療（血液を体外に出して循環させ、治療を行う技術）では、体外に導かれた血液が体外循環路内で凝固してしまっては治療を行うことができません。そのため、血液凝固を抑える薬（抗凝固薬）の投与が不可欠となります。

血液透析では、血液は透析用針などのカニューレや透析回路（ポンプチューブ、ドリップチャンバーを含む）、ダイアライザーなどの異物と接触します。とくに、ダイアライザーは細い中空糸から成り血液が接触する面積も大きいため、凝固系や血小板系が強く活性化されます。またドリップチャンバー内での空気との接触、ポンプによる駆血も凝固促進に働きます。異物との接触により活性化される凝固系は内因系凝固とよばれ、XII因子の活性化から始まって次々と凝固因子を活性化し、最終的にトロンビンがフィブリノーゲンを不溶性のフィブリンに変換して凝固が完了します。体外循環では同時に血小板も活性化されるため、体外循環路内面に粘着・凝集した血小板の周囲で凝固が進行することになります。抗凝固薬は、内因系凝固経路や血小板の活性化を抑制することにより抗凝固作用を発揮し、体外循環中の血液凝固を阻止する薬です。

（衣笠えり子）

Q43 抗凝固薬とはヘパリンのことですか？どんな種類がありますか？

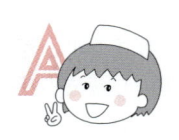

3. 血液透析の実際：ベーシック編

ヘパリンは代表的な抗凝固薬で，半世紀以上にわたって抗凝固薬の主流を占めています．ウシやブタなどの哺乳動物の肺や小腸から抽出・精製されますが，分子量5,000～30,000程度の酸性ムコ多糖類の混合物のため，後述する低分子量ヘパリン（分画ヘパリン）に対して非分画ヘパリンともよばれます．ヘパリンはアンチトロンビンⅢ（AT-Ⅲ）と結合して主にトロンビンの活性を阻害して抗凝固薬として働きます．したがってAT-Ⅲ欠乏状態ではヘパリンの抗凝固活性は期待できません．

血液透析用の抗凝固薬として認可されているものには，ヘパリンのほかに，低分子量ヘパリン（LMWH：low molecular weight heparin），メシル酸ナファモスタット（NM），アルガトロバンがあります．LMWHは，通常のヘパリンから分子量3,000～6,000の低分子量分画を精製したもので，抗トロンビン作用にくらべて活性化X因子（Xa）に対する作用が強いことから，凝固時間の延長が軽度にとどまるという特徴があります．NMは蛋白分解酵素阻害薬で，凝固に関連する各種酵素反応を阻害しますが，半減期が短く抗凝固作用がほぼ体外循環路内のみにとどまるため，局所抗凝固薬として術後や活動性の出血病変がある場合に適応となります．アルガトロバンは合成抗トロンビン薬で，先天性・後天性AT-Ⅲ欠乏症の体外循環時の抗凝固薬として承認されています．

（衣笠えり子）

3. 血液透析の実際：ベーシック編

Q44 抗凝固薬は，いつ，どのように使いますか？

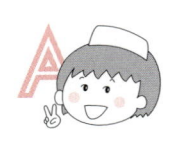

ヘパリンの使用法には，全身ヘパリン化法と局所ヘパリン化法があります．後者は回路の静脈側でヘパリンを硫酸プロタミンで中和する方法ですが，メシル酸ナファモスタット（NM）の登場により現在ではほとんど用いられません．

全身ヘパリン化法にも，開始時全量注入（単回投与）法，持続注入法，間欠注入法がありますが，持続注入法が一般的です．通常のヘパリンでは透析開始時に 1,000～2,000 単位をワンショットで静注し，以後は持続注入器で 500～1,000 単位/時間で持続注入します．ヘパリンの至適投与量には個人差もあるため，厳密には活性化凝固時間（ACT：activated clotting time）が 2 倍程度になるよう調節するのがよいとされています．

低分子量ヘパリン（LMWH）では，開始時 15～20 単位/kg 単回投与後，時間あたり 6～10 単位/kg の持続注入，あるいは開始時 7～13 単位/kg × 透析時間の単回投与法も可能です．出血傾向を有する場合には開始時 10～15 単位/kg 単回投与後，時間あたり 7.5 単位/kg 前後の持続注を行います．持続注入の際は，生理食塩水（生食）に希釈して持続注入器から注入します．NM は，生食 500 mL に 20 mg を溶解したものでプライミング（回路内の洗浄・充填）し，5％ブドウ糖液に溶解して時間あたり 20～40 mg で持続投与します．アルガトロバンは開始時 10 mg を回路内投与し，以後時間あたり 5～40 mg で持続投与します．

（衣笠えり子）

3. 血液透析の実際：ベーシック編

Q45 血液検査のための採血は、いつ、どのように行うのですか？

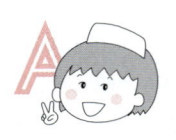

通常は月に2回，週はじめの日（月・水・金シフトの患者さんは月曜日，火・木・土シフトの患者さんは火曜日）に，透析を始める前（透析開始時）と透析の後（透析終了時）に採血を行います．

自己管理がしっかり行われているか，また十分な透析が行われているか，透析が適切なレベルかどうかを判断するために，採血検査を上記の間隔において透析前後で定期的にみていきます．

採血方法は，透析開始時には動脈側穿刺針から直接採血します．また透析終了時では，血液ポンプを通る前の動脈側穿刺針にもっとも近い動脈側混注ポート（採血・輸血用ポート）より採血します．

検査項目を**表**で示します．

（井尾浩章）

表　血液検査の検査項目

貧血の評価	Hb, Ht
透析効率の評価	BUN, Cr, UA 電解質（Na, K, Ca, P）
栄養状態の評価	TP, Alb

Hb：ヘモグロビン，Ht：ヘマトクリット，BUN：（血液）尿素窒素，Cr：クレアチニン，UA：尿酸，Na：ナトリウム，K：カリウム，Ca：カルシウム，P：リン，TP：総蛋白，Alb：アルブミン．

Q46 透析液の濃度はどうやって決めるのですか？

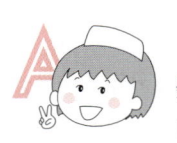

3. 血液透析の実際：ベーシック編

透析液は時代とともに大きく変化し，現在もその発展途上にあるといえます．まず，アルカリ化剤として用いるものが酢酸から重炭酸（重曹）にかわり，電解質とブドウ糖を含むA液と，重曹のB液を使用直前に希釈・混合するようになりました．一方，現在は，運搬や保存，経済的な面から，液体ではなく粉末とする方向で開発が進められています．現在の普及率は，①A液＋B液タイプが25％，②A液＋B末タイプが40％，③A末＋B末タイプが35％（2003年の北海道における分布）と，粉末が採用されるようになってきています．

その基本的な用法・用量は，B液またはB末を注射用水レベルの透析液希釈水（エンドトキシンフリーの軟水化処理をしたRO水）で希釈した後，A液と混合します．原液対希釈水の割合はどのタイプのものを使用するかにより違いますので，それぞれの指示に従って混合します（35倍希釈のものが広く使用されています）．できた透析液の濃度は，①電解質（Na, K, Caが重要です），②浸透圧（血清浸透とほぼ同等の285〜300 mosmol/L，浸透圧比は生理的食塩水の浸透圧に対して0.95〜1.00とします． ☞ Q9），③pH（ベーハー）（7.2〜7.4，HCO_3は25〜30 mEq/Lの間にします）をチェックポイントとしてコントロールします．

（上田峻弘）

☞ RO水については Q48 参照．

3. 血液透析の実際：ベーシック編

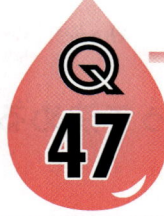

Q47 適切な透析液の流量とはどのくらいをいうのですか？

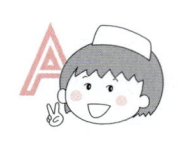

ダイアライザー（透析膜）は，水分やごく小さな物質しか通さない半透膜とよばれる性質をもっており，透析液は，単なる水ではなく，正常の血液（体液）に近い濃度の電解質を含んでいます．このダイアライザーの両側をそれぞれ血液と透析液が流れ，拡散現象を応用して尿毒素を除去します（☞ Q3）．そこで，あるダイアライザーを使用し一定の血流量で透析液流量のみを変えて尿素やクレアチニンなどのクリアランス（除去率）を調べてみると（図），透析液流量が 500 mL/分以上ではほぼ一定になっています．このことより，ほとんどの施設での透析液流量は 400〜500 mL/分となっています．

（井尾浩章）

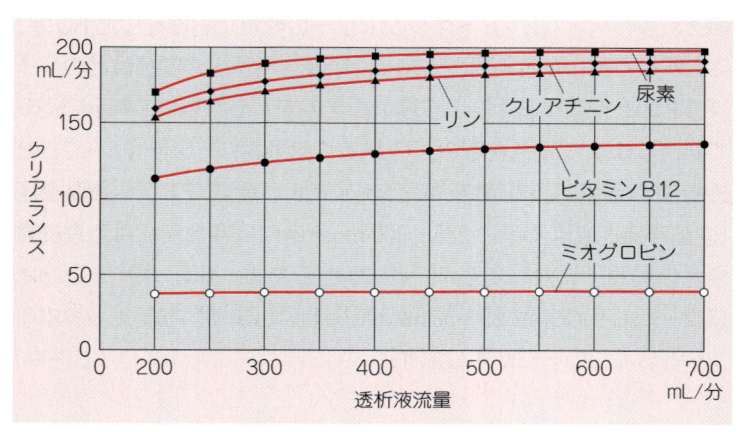

図　透析液流量によるクリアランスの変化
血液量＝200 mL/分．機種 FB-150U CA による．ニプロ株式会社提供．

3. 血液透析の実際：ベーシック編

Q48 透析液を作る水はどのように処理するのですか？

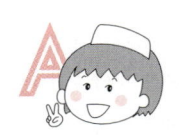

透析患者さんにおいて，一般の水道水に含まれている微量元素やクロラミンなどが原因で骨病変や溶血などをひきおこしたり，膜孔径の大きいハイパフォーマンス膜の使用によって透析液中に混入したエンドトキシンによる発熱などが最近問題視されるようになってきました．このため，透析液の作製には質の高い水が求められています．

純度の高い希釈水を精製するためにはいくつかの段階を必要とします．通常は，原水（一般的には水道水）をまずプレフィルターにかけて砂や鉄サビなどをとり除き，軟水化法とよばれる方法でカルシウムやマグネシウムをイオン交換樹脂と結合させて除去します．こうしてできた軟水は，次にカーボンフィルターとよばれる活性炭吸着装置を通り，塩素やクロラミンのほか，様々な有機物がとり除かれます．そして，さらに逆浸透法（RO：reverse osmosis）とよばれるという過程により，残存しているイオンや有機物あるいは細菌などを90％以上除去することが可能で，このための装置を一般にRO装置とよびます．この方法は，原水に圧力をかけることによって半透膜から純水（RO水）だけを押し出して精製するものです．RO水は一時的にRO水タンクに貯蔵され，菌の繁殖を抑えるために紫外線照射を受けたあと，必要に応じてフィルターを通って透析装置へと送られていきます．

（買手順一，浦　信行）

3. 血液透析の実際：ベーシック編

Q49 適切な血流量とはどのくらいをいうのですか？どうやって決めるのですか？

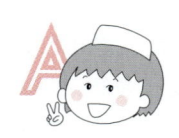

適切な血流量は，患者さんの年齢や体格，食事摂取量，栄養状態，透析時間，ダイアライザーの種類・膜面積などによって総合的に判断されるものです．一般的には，若い人ほど血流量を多く設定し，より膜面積の広いダイアライザーを用いて透析を行います．尿毒素の除去については Kt/V（ケー・ティ・バー・ブイ）などの透析効率をみる指標を参考にします（Kは尿素クリアランス，tは透析時間，Vは総体液量．尿素に関して1回の治療で患者さんの全体液を何回分浄化したかを示します）．実際に個々の患者さんのKt/Vを計算し，十分な値に達していないときは血流量を含めた透析条件を再検討しなければなりません．日本では200〜250 mL/分の血流量が一般的です．

以前は，透析中に血圧が下がると血流量を減少させることはよく行われていました．これは平板型ダイアライザーと酢酸透析液が使われていたときの習慣のなごりです．現在の透析において，血流量を減少させて効果があるのは，血流量が心拍出量にくらべて非常に多いと考えられる状態に限られます．むやみに血流量を減少させると溶質除去不足から透析不足の原因になることがありますので，透析中低血圧をきたす他の原因がないかチェックします．どうしても血流量を減少させる必要がある場合は，透析時間を長くして，十分な溶質除去を図らなければなりません．

（成清武文，中本雅彦）

Q50 透析時間はどうやって決めるのですか?

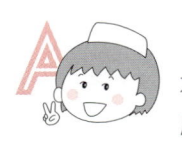

3. 血液透析の実際：ベーシック編　check!

　一般的に，透析時間を長くすると時間あたりの除水量が減り循環血流量の安定が得られることから血圧の変動が少ないと考えられています．しかし，溶質の除去については現在ではβ_2ミクログロブリンなどの中分子に対しても高い濾過能をもつⅡ型ダイアライザーの登場により低分子だけではなく中分子除去にも短時間頻回透析の方が除去能にまさることが示されています．しかし，その一方で8時間週3回の長時間透析群では血圧や長期予後の改善が得られるという報告もあります（Charraら，1999年）．また，日本の透析医学会の統計でも，週3回5時間以上の透析群では5時間以下の群にくらべて生命予後が改善することが示され，2001年の統計では時間除水量が体重の1.2％を超える群では予後不良となり，とくに1.8％を超える群の危険率は0.9～1.2％の群の2.3倍になることが明らかとなっています（中井ら）．しかしQOLや就労状況などをあわせて考慮する必要もあり一概に長時間透析をすすめることはできません．一方，医療経済の面では健康保険制度で透析5時間枠が廃止された結果，全国腎臓病協会の調査で5時間以上の透析時間の群が19.9％から12.5％に減少し，4時間以下の透析時間が3.9％から6.3％に増加している現状が報告されています．以上の点から，著者らは，維持期透析患者さんにはKt/V 1.4以上，時間除水量が体重に対し1.8％を超えない透析時間を基本に設定し，状況がゆるせばさらにその時間より長く透析をするようにしています．　　（斎藤　修，奥田健二，草野英二）

3. 血液透析の実際：ベーシック編

Q51 除水は，いつ，どのようにして行うのですか？

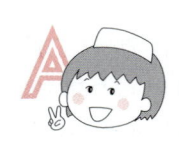

透析での除水は，血液と透析液が接触する際に行われます．透析液と血液が接触するとそれぞれの液体がもつ濃度と圧力の差により拡散と限外濾過がおこり，これにより除水が生じます（☞ Q3）．しかし実際には，除水のほとんどは限外濾過により行われます．

限外濾過とは血液と透析液の液圧の較差により水分を移動させ除水をする方法です．この圧較差は透析コンソールに組み込まれている除水制御装置（UF コントローラー）にて生じます．

UF コントローラーには，ダイアライザーに流れる透析液の流入・流出量を制御して除水を行う容量制御方式と，透析膜にかかる圧を制御して除水を行う TMP（限外濾過圧：transmembrane pressure）制御方式があります．容量制御方式にはその構造によりチャンバー方式，ビスカスチャンバー方式，複式ポンプ方式があり，TMP 制御方式には透析液を陰圧にして除水する陰圧制御方式と血液に陽圧をかけて除水する陽圧制御方式（NCB-1 など）があります．

透析液の容量や圧力による制御の違いはありますが，いずれの方式も限外濾過圧を調整することで除水が行われます．この結果，患者さんの血液の流入量と返血量で差が生じ除水が可能となります．

（斎藤　修，奥田健二，草野英二）

3. 血液透析の実際：ベーシック編

Q52 除水量はどうやって決めるのですか？

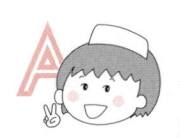

除水量はダイアライザーの限外濾過量（UFR：ultrafiltration rate）と限外濾過圧（TMP：transmembrane pressure）および透析時間により次式のように算定されます．

除水量（mL）＝UFR（mL/mmHg/時）×透析時間（時）
　　　　　×TMP（mmHg）

UFR は各ダイアライザーごとに性能が明示されています．TMP は一般的な陰圧式の除水コントローラーでは以下の式で求められます．

TMP＝（血液流入部圧＋血液流出部圧）/2
　　＋（透析液流入部圧＋透析液流出部圧）/2

現在は，このような圧力のモニタリングは除水コントローラーによって自動的に計算，監視されており，総除水量と除水速度（時間あたりの除水量）を設定することで自動的に調整することが可能となっています．

総除水量＝（患者さんの透析前体重－目標体重）
　　　　＋プライミングボリューム

均等除水の場合は，この総除水量を透析時間で割ったものが除水速度（時間除水量）となります．一方，除水は，透析開始時に多め

にTMP圧をかける方が均等に圧をかけるよりも間質から血管内への水分移動が容易となるため，透析前半に除水圧を上げ後半に下げる不均等除水（プログラム除水）の設定が可能なコンソールもあります．そのほかに，血液ヘマトクリットを連続的にモニタリングし，ヘマトクリットの上昇パーセンテージが一定値を超えた場合にはTMP圧を自動で落としたり補液を自動で行って安定した血圧で除水量をコントロールできるコンソールも開発されてきています．

　安定した透析を行うためには，総除水量や除水速度についても過去の透析をもとに，患者さんごとの限界値に留意することは重要です．

（斎藤　修，奥田健二，草野英二）

3. 血液透析の実際：ベーシック編

Q53 CTRとは何ですか？

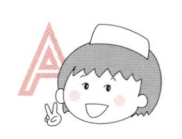

CTR は cardiothoracic ratio の略で心胸郭比とよばれているものです．すなわち心陰影の胸郭に対する比です．その計測法（図）はごく普通の胸部単純 X 線写真（後前像撮影）で最大心横径（b＋c）を胸郭横径（a．横隔膜レベルの高さで測定）で割り 100 倍してパーセントで表示したものです．

CTR は，患者さんのドライウエイト（DW）を決定するもっとも重要な指標となります．理想的な DW は 45～50％ であると考えられています．しかし患者さんによりいろいろな合併症をもっていますので絶対的な評価はむずかしいことがあります．たとえば，肋骨骨折により胸郭が狭くなっている場合や，胸膜や心外膜に癒着がある場合では，その患者さんの CTR を正確には評価できません．大切なことは前回との比較で急激な変化や肺陰影のくもり方を総合的に判断することです．

（上田峻弘）

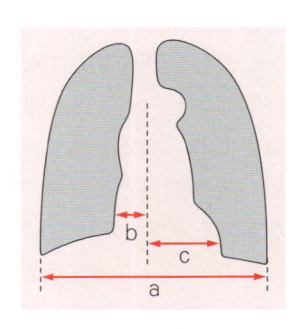

図 心胸郭比

$$CTR(\%) = \frac{b+c}{a} \times 100$$

Q54 ドライウエイトとは何ですか？どうやって決めるのですか？

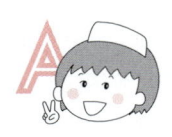

3. 血液透析の実際：ベーシック編

ドライウエイト（DW）とは，水分に過不足がなく，血圧や心胸郭比も良好な状態の適正な体重のことです．至適体重，目標体重ともよばれ，毎回の透析時に水分除去量のめやすになります．

DWの設定が高すぎると，よぶんな水分が体に負担をかけ，血圧が高くなったり，心臓の働きを弱める原因になってしまいます．設定が低すぎると，倦怠感をまねきQOL（生活の質）が低下します．そのためDWの適切な設定は医療者がもっとも悩む問題です．

現在使用されているDW設定の指標を以下に示します．
①心胸郭比（☞Q53）が50％以下（女性では55％以下）．
②胸部X線にて肺うっ血所見がみられない．
③顔・手足に浮腫がない．
④血圧が正常，もしくは，透析中の血圧低下が軽微である．

しかし，不適切なDW設定以外でも，たとえば，心嚢液貯留や弁膜症などの心疾患，腹水貯留，著しい貧血，シャントの過剰発達などでも心胸郭比は拡大します．また透析中の血圧低下は，不整脈，低血糖などでもおこります．したがってDWの設定には様々な要素を考慮しなければなりません．

最近では，心臓超音波による心室（房）の内径計測や下大静脈（IVC）の太さ，ヒト心房性ナトリウム利尿ホルモン（hANP）値の経時的変動なども参考にされるようになっています．

（彰　一祐）

☞ 理想のドライウエイトについてはQ70も参照．

3. 血液透析の実際：ベーシック編

Q55 ブラッドアクセスにはいろんな方法があるのですか？新しい試みもあるとききましたが？

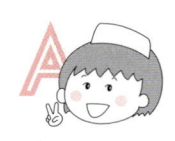

ブラッドアクセスは，緊急時に使用する一時的アクセスと，長期間使用する恒久的アクセスとがあります．

一時的アクセスとして，動脈への直接穿刺，外科的に上腕動脈を皮下直下におき直す動脈の表在化，太い静脈への2腔式カテーテル（ダブルルーメンカテーテル）があります．

恒久的アクセスとして，手関節の部位で，橈骨動脈と橈側皮静脈とを吻合する内シャントが標準的内シャントとして知られています．動脈の血液は表在にある静脈に流入するため多くの血液をダイアライザーに供給することができます．内シャントは，動脈と静脈の条件がよければ前腕や肘部，上腕，大腿などさまざま部位に作製することができます．手の母指側に作るタバチエール内シャントも穿刺しやすい内シャントです．

血管の吻合方法には，動脈と静脈の側面と側面を吻合する側側吻合，静脈を切断しその切断面を動脈の側面に吻合する端側吻合とがあります．吻合する血管の長さ，血管同士の距離，吻合部位などによって選択します．自己血管内シャントの閉塞，血管の荒廃など内シャントの作製が不可能なときには，人工血管を用いた内シャントを作製します．人工血管の素材として，以前は生体材料も用いられていましたが，現在ではE-PTFE（ゴアテックス）が開存性や耐久性の面ですぐれており多く使用されています．最近登場したポリウレタン製の人工血管は，速い止血，作製早期から穿刺ができるなど

の利点を有するため注目されています．

　内シャントの穿刺には強い疼痛が伴います．ボタンホール穿刺は穿刺時の疼痛を緩和するための方法です．シャント血管を同じ部位でくり返して穿刺することによって，皮膚に穿刺ルートである細い瘻(ろう)を作製します．皮膚にボタンの穴のような穿刺跡が形成されるため，ボタンホール穿刺とよばれています．しかし，この穿刺ルートを作るためには同じ穿刺者が同じ部位に同じ角度で穿刺することが必要であるため，あまり普及しませんでした．

　最近，穿刺した跡に画びょう型のスティックを挿入して留置することをくり返すことによって比較的容易に穿刺ルートを作ることが可能になりました．穿刺ルートが完成したらスティックの留置を止めます．穿刺には先端の鈍い穿刺針（ダルニードル）を使用します．今までの報告では，感染や血腫などの合併症は報告されていません．このボタンホール穿刺は，痛みの少ない内シャント穿刺法として期待されています．

〔窪田　実〕

3. 血液透析の実際：ベーシック編

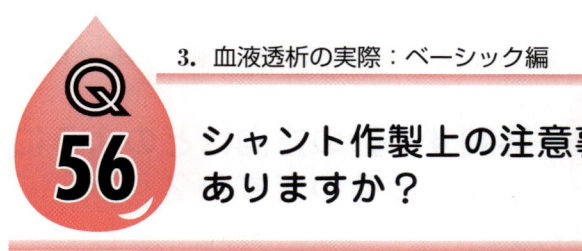

Q56 シャント作製上の注意事項はありますか？

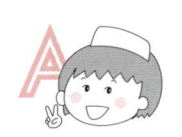

　血液透析患者さんの"命綱"ともいえる内シャントの作製手術には細心の注意を払う必要があります．理想的なシャントとしての条件としては，過不足のない血液流量が得られ，長期開存が可能であり，穿刺しやすいことがあげられます．理想的なシャントを作製する手術を成功させるための注意点をあげます．

①患者さんの血管は一様ではなく多くのバリエーションがあります．また，手技的にもさまざまな方法が選択できます．それに対応できるよう多くのシャント手術を経験することが重要です．

②術前に血管を十分に観察することが重要です．必要であれば静脈造影をして血管の走行を確認します．血管の走行，狭窄・閉塞の有無，静脈弁の位置の確認，作成後のシャントを想定し穿刺の位置と穿刺の容易さをイメージすることも重要です．

③細菌感染の防止，手術中の患者さんの除痛にも注意を払います．

④術後は，シャント音・スリルの確認（☞ Q84）など作製したシャントの注意深い観察，閉塞しないための患者さんへの指導，不安定なシャントに対しては抗凝固薬の使用や過除水を避けるなどの工夫も重要です．

（窪田　実）

☞ シャント寿命については Q83 を参照．

Q57 穿刺する針の方向はどのようにして決めるのですか？

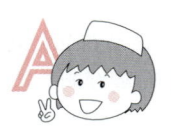

3. 血液透析の実際：ベーシック編

穿刺の方向はシャントの状態により決定し，また脱血側（A側）と送血側（V側）で異なります．

V側穿刺の目的は，体（血管）に血液を返すことです．血液を無理なく血管に戻すにはできるだけ送血時の抵抗を小さくします．抵抗の少ない穿刺方向は血流の方向と同じ方向であることから，V側穿刺は穿刺する血管の血流方向と同じ方向に行います．つまりは，血流の上流から下流に穿刺するということです．

A側穿刺の目的は，十分な透析効率が得られる血流をダイアライザーに送るため，血液を安定して取り出すこと（脱血）です．血流と対向（血流と逆の方向：下流から上流に向けて）しての穿刺が脱血には有効ですが，シャント血流が十分ある血管への穿刺では，必ずしも血流と対向して穿刺する必要はありません．

脱血が穿刺の向きにかかわらず十分可能なときには，以下のことを考慮し穿刺の向きを決定します．

①穿刺後の固定が安全に行える．
②穿刺針，回路が透析中無理な配置にならない．
③穿刺が容易にできる．
④抜針後の止血，固定がしやすい．
⑤患者さんの疼痛が少ない．

穿刺をするときは，シャント部位の血流を十分に確認し患者さんに適した位置や向きで穿刺をします．また血流により送血した血液を脱血していないかどうかは必ず確認します．　　（角田隆俊，田中進一）

Q58 透析中の管理で大切な点は何ですか？

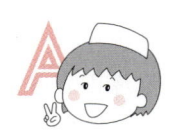

3. 血液透析の実際：ベーシック編

血液透析は体外循環なので患者さんは常に死の危険にさらされています．そのことを念頭におき十分すぎるほどの緊張をもって監視しなければなりません．現在の透析機器はコンピューターで制御されているために，マンネリに陥らないようにチェックポイントを整理し対処するよう心がけます．

透析中の管理は大きく血液回路側と透析液回路側に分けられます．生命にとって必要最低限の監視は，①血液ポンプ，②透析液ポンプ，③血液透析濾過（HDF）を実施の場合は輸液ポンプ，④抗凝固薬注入ポンプです．

安定した透析に必要な各種モニターは，①動脈圧計，②静脈圧計，③陰圧計の3つです．これは透析ダイアライザー内の血流と凝血を監視する手段です．これに付随するものとして，④動・静脈側エアートラップ内の凝血状態の把握，⑤脱血側のピローのふくらみ，⑥気泡検知器，⑦漏血計（透析膜が破れて血液が透析液側にもれているか否かをみる）があります．これらの総合的判断として，⑧患者さんの血圧や脈拍の変動，スケールベッドによる体重の変化（除水のスピード）が重要です．患者さんが心地よく透析を受けるためには，⑨透析液の温度を 36.5～37.0℃に設定し，⑩透析開始前の Na 濃度，浸透圧の透析液濃度も忘れてはなりません．

（上田峻弘）

3. 血液透析の実際：ベーシック編

Q59 透析中の血圧など，バイタルサインの測定頻度はどのくらいがいいですか？

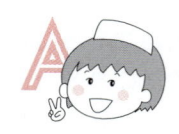

　透析患者でも，完全社会復帰していてほとんど無症状透析がされている患者さんから，看護師が一対一でケアしなければならない高齢者や合併症をもっている患者さんまでさまざまいます．とくに，術後の患者さんでベッドサイドへ出張透析をしなければならない場合には目が離せません．

　一般的に，安定した患者さんでは血圧は透析30分ごとに，変化がなければ60分ごとの計測でもよろしいでしょう．脈拍は透析前後の2回測定します．また，透析中の不均衡症候群に伴う症状（頭痛，悪心，倦怠感，けいれん，など）や急激な除水に伴う血圧降下症状（あくび，冷感，倦怠感）にはとくに注意を払い，症状が出た場合には鎮静化するまでの間は頻回に，その後の血圧は15分ごと，脈拍は30ごとの測定をおすすめします．

　合併症を有する重症患者においては，血圧測定は15分ごと，脈拍は30分ごとがよいでしょう．その場合はモニター心電図をつけての管理をおすすめします．患者さんが異常な倦怠感を訴えたり，体外循環が通常の透析では困難と考えられた場合には，主治医と相談のうえ早めに返血をしましょう．日時を改めるか，持続的血液濾過（CHF：continuous hemofiltration）などの，心循環器系に負担の少ない血液浄化法に変更すべきです．

〔上田峻弘〕

3. 血液透析の実際：ベーシック編

Q60 透析液中のチェックはどうやって行ったらいいですか？

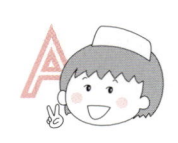

現在，標準的に実施されている，透析液のチェック項目を示します．

①温度．

②浸透圧．

③ナトリウム（Na）濃度．

④カリウム（K）濃度．

⑤重炭酸イオン（HCO_3^-）濃度．

⑥エンドトキシン濃度．

ほとんどの条件は透析開始前にチェックが行われ，透析中に調整を必要とする項目は，温度と Na 濃度くらいです．Na 濃度の変更もほとんどが個人用透析装置の場合にのみ実施されます．

温度：血液と透析膜を介して接する透析液の温度は，だいたい体温と同じ 36〜37℃に設定されます．患者さんが寒い・暑いと感じて訴えたら，コンソールにある温度設定ボタンで調整します．一般的に透析液温度が下がると血圧は上昇傾向に，温度が上がると血圧が低下傾向になります．

Na 濃度：現在では 135〜140 mEq/L の生理的濃度に調整されています［以前（1970 年代）までは，ダイアライザーの限外濾過性能が十分でなく，拡散によって Na 除去を行うために 130 mEq/L の低濃度透析液が使用されていました］．透析中の血圧の変化や透析条件に応じて濃度を上昇させることがあります（☞ Q77 の高 Na 透析を参照）．

（前田国見）

3. 血液透析の実際：ベーシック編

Q61 回収と止血など血液透析の終了はどういう手順で行うのですか？

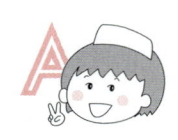

1. **透析回収の準備**：透析の回収にあたり，患者さんのバイタルサインの確認をしたあと，コンピューター管理されている透析装置上で透析時間や除水が完了していることを確認した上で回収の準備に入ります．

2. **透析の回収**：まず指示されている注入薬剤が担当患者さんのものかどうか確認し，血液回路より注入します．注入終了後，まず動脈側の抜針をします．穿刺部に異常がないことを確認し，刺入部を中心にグルコン酸クロルヘキシジン（0.5％ヒビテン液），ポビドンヨード（10％イソジン液），塩化ベンザルコニウム（0.1％オスバン液）などで消毒し，滅菌ガーゼまたは圧迫止血綿などを用いて抜針後圧迫止血します．このとき，皮膚の穿刺孔と血管穿刺部を同時に圧迫しないと皮下に血腫をつくることがあります．抜針後出血はないか，圧迫が強すぎシャントの血流を遮断していないかを確認し返血操作を継続します．

患者監視装置の気泡検知器，静脈圧計などの警報装置は解除せず血液ポンプの回転数を 50～100 mL/分に設定し，生食水または 5％ブドウ糖液を 300 mL 前後使用して，ダイアライザー・血液回路の血液を患者さんに戻すこと（置換）が重要です．置換液がダイアライザー（中空糸型）に注入し始めたところで，動脈側を上にしたままダイアライザーを両手ではさみローリングさせます．これによりダイアライザーのヘッダー部および中空糸膜からの血液遊離を促し，残血を少なくすることができます．患者さんの返血前・返血中

の状態により置換液量や返血速度を調節します.たとえば返血前に血圧が低下していたり返血中に低下したりした場合は,置換液量を多くし返血速度を速めにするなどの対応をとります.逆に返血前の血圧が高い場合は,置換液量を少なめにし返血速度を遅くして循環動態への悪影響を及ぼさないような配慮が必要になります.また返血中の不測の事態に対応できるように常に患者さんの状態を観察しておく必要があります.

ダイアライザー・血液回路内の血液が,置換液と置換されたら静脈側回路を鉗子でクランプし血液ポンプを止めます.

3. **抜針・止血操作**:次に静脈側の抜針・止血操作についてですが,返血時も血圧が上がらないなどの症状があり,さらに処置が必要になる可能性があると思われるときは,抜針せずしばらくの間様子を監視する必要があります.返血後なにも症状がなければ,動脈側と同じ手順で抜針・止血を行います.患者さんにより止血時間が異なることもありますが,大部分は5〜10分程度をめやすに圧迫してください.止血に30分以上かかるような止血不良の場合は,原因を確認し対処する必要があります.内容は抗凝固薬の投与量の検討,内服薬の確認,穿刺部の検討,シャント状態の確認など必要です.

4. **透析終了後**:透析終了後は,バイタルサインの確認や止血を確認し滅菌絆創膏に交換します.シャント音の確認が終了したら透析終了後の体重測定をします.

(奈倉勇爾)

止血については 62 を参照.

Q62 医師が止血する場合と看護師が止血する場合とでは何か違いがあるのですか？

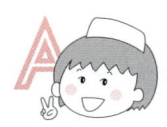

原則的には，医療スタッフで止血処置に違いはありません．

透析終了時における穿刺針の止血処置のポイントは以下の3つです．

①無菌的抜針：穿刺孔の不十分な消毒はシャント感染からシャントロスとなるばかりでなく，敗血症を併発して患者さんの生命にかかわります．スムーズな止血処置は止血処置者自身の血液を介した感染症の予防にもつながります．そのため，透析終了前に止血処置に必要な物品を準備するとともに，十分なスペースを確保し，適切な手順による抜針・返血などの操作に習熟する必要があります．

②適切な圧迫位置：一般に皮膚の穿刺孔と血管の孔の間には距離のずれがあるため，止血においては皮膚の穿刺孔から穿刺方向の針先に血管の孔があることを意識した圧迫が必要です（図のa, b）．さらに，止血後しばらくは表面への出血の有無のみならず圧迫部分周囲の皮下の腫脹（多くは血管孔からの出血による皮下血腫）に注意します．出血傾向のある患者さんや動脈穿刺を行った患者さんでは，とくに要注意です．また，皮下脂肪の少ない高齢者や関節部分での穿刺の患者さんでは，血管孔と皮膚孔の位置関係が肢位によって大きく動き皮下血腫をおこしやすいので，同じ肢位を保つよう指示するか，移動時に十分止血部を観察して圧迫位置を適宜変更する配慮が必要です．

③適切な強さによる圧迫：人工的な血流である内シャントのブラ

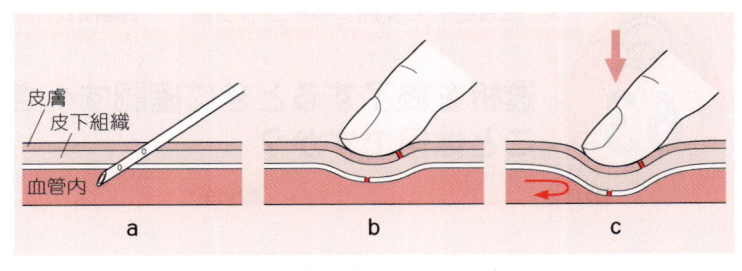

図　適切な止血
a：皮膚の穿刺孔と血管の孔には，ずれがある．
b：両方の孔を意識した圧迫が必要である．
c：過度に圧迫すると血流が途絶する．

ッドアクセスは容易に閉塞・狭窄を生じます．過度に圧迫（主に強さ，圧迫時間も関与）すると圧迫部位の血流の途絶（図のc）からシャント閉塞となります．止血中はときどき聴診あるいは触診による血流の確認が必要です．強い圧迫の必要な患者さんでは，若干圧迫をゆるめすばやく血流を確認するようにします．　　　（濱田千江子）

3. 血液透析の実際：ベーシック編

Q63 透析を終了するときに確認すべきことは何ですか？

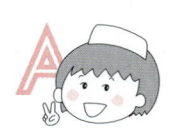

透析を終了する際に確認すべき点は大きく2つあります．①患者さんの状態の評価と，②透析治療に関連した処置の確認です（**表**）．

血液透析中は，過剰な体液を限外濾過によって除去する（循環血液量が減少する）ため，循環動態の変調をきたしやすい環境にあります．したがって，透析終了時に循環血液量の低下により血圧が著しく低下する患者さんや，腎血管循環血流量の変化や血清ナトリウム（Na）濃度の変化により血圧の上昇する患者さんがみられます．また，心疾患を潜在的にもつ患者さんでは循環動態の変調が引き金となって，狭心症症状や不整脈を認める場合もあります．著しい動脈硬化の患者さんでは，脳血管や腸，四肢の虚血症状を呈する場合もあります．したがって，透析終了後に体重や脈拍，血圧を測定するとともに，患者さんの全身状態を把握し適切に対処することが必要です．

透析治療およびその処置の確認の多くは，透析が終了した後ではなく，むしろ終了前に行うべきものがほとんどです．さらに透析終了時には，①回路からの与薬・採血，②穿刺針の抜去・止血，③透析回路内の血液の返血（返血時の空気塞栓に注意）の処置を比較的短時間のうちに行わなければならず，また患者さんの全身状態が透析終了直前に急速に悪くなり，透析を緊急で終了する頻度が高いため，透析終了時の処置のミスを回避するためにも，事前に終了の準備を行うことが必要です．本来透析が医療行為である以上，透析開

表　透析終了後の確認事項

患者の状態の評価		透析治療に関連した処置	
	①意識状態		①回路内の凝血の状態
	②血圧，脈拍，呼吸，体温，体重		②採血の有無
	③内シャントの血流		③回路からの与薬の有無
	④穿刺部からの出血，皮下血腫		④穿刺針の廃棄
	⑤投薬の有無		⑤血液汚染された回路などの医療材料の廃棄
	⑥自覚症状の有無		⑥透析液供給装置ならびに透析機器の消毒

始時に設定された条件（治療時間，血流量，除水量など）が，安全に十分に遂行されたことを確認のうえで，透析終了の処置に入ることも重要です．

　血液透析患者さんにはBおよびC型肝炎ウイルス抗原陽性者（☞Q91, 92）も多く，施設内での血液を介した感染症を未然に防ぐため，使用した回路や穿刺針，止血用滅菌備品を分別し破棄するとともに，透析機器や透析液供給システムからの細菌混入を防ぐため，これらの消毒が必要です．

（濱田千江子）

Q64 透析に使用した資材はどのように処理するのですか？

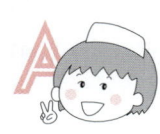

　透析に使用した資材としては，①透析開始時の消毒セット（綿球，ガーゼ，防水シート），②穿刺針，③注射器，④ディスポーザブルの手袋，⑤血液透析回路，⑥薬アンプル，などがあります．

　廃棄においては，これらを，(a)血液非汚染物，(b)血液汚染物に分け，さらにそれぞれを，(i)可燃物，(ii)不燃物に分別します．分別の理解を高め，それぞれの廃棄物が混合しないためには「容器を識別する」，「容器の形状を区別する」などの工夫が有用です．とくに血液汚染された針は，廃棄後の事故を防ぐため，必ず専用廃棄容器か原液タンクなどの硬い容器に，使用後ただちに捨てる配慮が必要です．ガラス製品は，運搬時に破損して処理者のけがの原因となる可能性があるので，収集や処理の方法をあらかじめ検討しましょう．

　血液透析では，血液回路をはじめとして血液汚染の不燃物が多量にでるため，外部処理業を含めた廃棄物の処理計画を検討することが重要です．

（濱田千江子）

4. 血液透析の実際：アドバンス編

Q65 透析の際の感染対策の基本は何ですか？

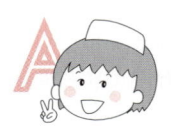

透析患者さんは免疫能の低下があるため，一般的な細菌感染，ウイルス感染などが容易に生じます．

さらに，血液透析では体外循環により透析膜を介して血液と透析液が接触すること，血液が汚染されやすい状況にあること，穿刺針の針穴が生じること，ブラッドアクセスとしてカテーテルを挿入する機会があること，薬液や輸液などを血液回路より直接血管内に注入することなどから感染症の機会が常に存在することになります．また，腹膜透析ではカテーテルを介して体外と腹腔とが交通しており，カテーテル周囲から腹壁に細菌が進入したり，液の交換時に細菌などが混入して腹腔内へ注入されることがあります．

対策としては，まず栄養状態に注意し抵抗力をつけることです．栄養状態の不良は感染症の併発の大きな原因となります．とくに低アルブミン血症は予後不良の因子として知られています．

スタッフ側の注意点としては，常に透析の操作を無菌的に行うことが必要です．具体的には，

①手洗いの徹底（一行為一手洗い）．

②手袋は患者さんごとに交換する．

③穿刺針と回路の接続時は，血液もれを防ぐために，滅菌ガーゼを使用する．

加えて，透析液の清浄化対策，感染の誘発因子を理解して誤りを避ける注意力が必要になります．

（北岡建樹）

☞ 肝炎や結核，MRSA，疥癬については Q93 〜 Q97 も参照．

Q66 4. 血液透析の実際：アドバンス編　check!

ダイアライザーの選択基準はありますか？

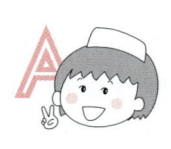

1. 透析導入期：尿毒素を急速に除去すると不均衡症候群（頭痛，悪心，嘔吐など）が出現する場合があるので，小面積のダイアライザーを選択しゆっくりとした透析を行います．

2. 低体重，あるいは小児・高齢の患者さん：体外循環血液量を多くすると，血漿量減少による血圧低下やショックをおこす危険性があります．そのため血液充填量（じゅうてん）の少ない小面積ダイアライザーを選択します．

3. 透析膜に対する生体適合性が問題となる患者さん：合成高分子膜を用いたダイアライザーを選択します．

4. ACE阻害薬（アンジオテンシン変換酵素阻害薬）を服用中の患者さん：アナフィラキシー反応がおこる危険性があるため，マイナスに電気をおびている透析膜（陰性荷電膜）（いんせいかでんまく）の選択には注意が必要です．

5. 手根管症候群やアミロイド骨症などの透析合併症のある患者さん：中・高分子量物質の除去が必要であるために，ハイパフォーマンス膜を用いたダイアライザーを選択します．

6. エチレンオキサイドガス（EOG）アレルギーの患者さん：EOGで滅菌したダイアライザーを使用すると，呼吸困難や喘息症状などをひきおこす危険性があります．そのため高圧蒸気滅菌またはガンマ線滅菌（最近はこの2者の滅菌が主流です）のダイアライザーを選択します．

（今田聰雄，染矢法行）

4. 血液透析の実際：アドバンス編

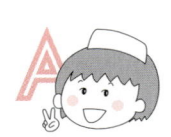

Q67 透析効率を上げるとはどういうことですか？どうすれば透析効率が上がるのですか？

患者さんの体内に蓄積された溶質（尿毒素物質を含む老廃物）を血液透析においてできるだけ多く除去することを「透析効率を上げる」といいます．

透析効率を判断する指標として，主として以下のようなものなどが用いられています．

①BUN 除去率：透析前後の BUN［（血液）尿素窒素］値から計算され，透析後の血中の溶質が透析前の値にくらべどれぐらい除去されたかを示します．65～70％が望ましいとされています．

② Kt/V（ケイティー・オーバー・ヴイ）値： ☞ Q74．K：ダイアライザーの尿素クリアランス，t：透析時間，V：溶質（尿素）の分布容積すなわち体液量より計算され，1 回の透析でどれだけ溶質が除去されたかを示し，標準化透析量ともよばれます．Kt/V 値は 1.6 以上が望ましいとされています．

③TAC$_{BUN}$ 値：時（週）間平均血液尿素窒素（BUN）濃度は，透析による BUN 濃度の低下と非透析時の BUN 産生による濃度上昇をくり返す BUN 値を平均したものです．望ましい TAC$_{BUN}$ 値は，適正な蛋白摂取量の状態にあるとき，65 mg/dL 以下が目標となります．

常に上述の指標を複数あわせて用いながら，以下に示すような透析条件を考慮・変更して透析効率を上げることにより，適正かつ十分な透析量（至適透析）を確保・維持します．

・ダイアライザーの選択（膜素材，膜面積など．☞ Q66）．

- 血液流量（☞ Q49）.
- 透析時間（☞ Q50）.
- 適正な体重（ドライウエイト）設定（☞ Q70）.
- 透析液流量（☞ Q46, 47），など. （彰　一祐）

Q68 特殊血液浄化とは何ですか？どういうときに行うのですか？

4. 血液透析の実際：アドバンス編　check!

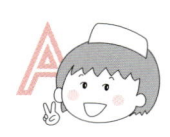

特殊血液浄化と一言でいっても，以下のようにさまざまな種類があります．いずれも大きな病院でないとひんぱんに行うものではありません．

1. 血液吸着法：吸着薬に患者さんの血液を直接接触させ，物理化学的現象あるいは免疫反応を利用して病因物質を除去する治療です．吸着薬が微細になり血球と分離しにくくなる場合や血小板の付着など生態適合性がよくないときは分離した血漿のみを還流することもありますが，通常は吸着薬を充填したカラムに直接血液を還流します．適応疾患としては肝不全による肝性昏睡，腎不全（重症感染を合併した多臓器不全での急性腎不全など），薬物中毒などです．

2. LDL吸着法：家族性高コレステロール血症で，食事・薬物療法などだけでは改善がみられない場合に対象となります．閉塞性動脈硬化症にも保険適用となっています．1回の治療に約3時間を要しますが，血漿中のVLDL（超低比重リポ蛋白）やLDL（低比重リポ蛋白）二重膜濾過法による治療と同等に低下します．

3. エンドトキシン吸着法：グラム陰性菌による敗血症，エンドトキシン血症など重症感染時にエンドトキシン除去を目的として使用されます．保険適用条件として下記①～③のいずれにも該当することとなっています．

①エンドトキシン血症であるもの，またはグラム陰性菌感染症が疑われるもの．

②敗血症の診断基準を満たすもの．

③昇圧薬を必要とする敗血症ショックであるもの．ただし，肝障害が重症化したものを除く．

4. β_2 ミクログロブリン吸着法：透析アミロイドーシスの成因と考えられている β_2 ミクログロブリンを吸着する治療法です．本治療は血液透析時に血液回路中で透析器と直列に連結して用います．適応としては関節痛を伴う透析アミロイド症であって，下記の①〜③の要件をすべて満たしている患者さんが治療対象となっています．

①手術または生検により，β_2 ミクログロブリンによるアミロイド沈着が確認されている．

②透析歴が10年以上であり，以前に手根管開放術を受けている．

③画像診断により骨嚢胞像が認められる． 〔関口 嘉〕

4. 血液透析の実際：アドバンス編

Q69 血液ポンプの精度の調節はどうやって行うのですか？

血液ポンプは，血液をブラッドアクセスからダイアライザーに運び，それをふたたび患者に戻す役目をしています．血液ポンプは血液を駆出するローラーとその外殻（がいかく）に位置するステーター，流量調節部，流量表示部で構成されています．体外循環する血液流量の制御は半円形の外殻であるステーターの内側に血液回路のポンプチューブをセットし，ローラーでポンプチューブをしごいて血液を送り出します．ローラーでしごいた後にポンプチューブの復元力によってシャントから血液が吸引されます．血液流量の表示はあくまでもローラーの回転数を表示するものであり，表示通りの流量が得られていることを使用前に検量して確認することが必要です．ステーターとローラーの間隙の調整が適正に行われていない場合やポンプチューブとピローのふくらみが十分でないと血液の補給が流量表示にくらべ少なくなるため，透析中はチューブのふくらみを確認し，安定した血液流量の確保につとめるようにします．バックフローの点検は回路を1.5 mの高さまで37℃の液で満たし，液面が下がらないようにローラーとステーターの間隙を調整します．また，血液ポンプ流量の検量方法は，生理食塩液を用い単位時間あたりの流量をメスシリンダーで実測する方法と，透析中は血液回路内に気泡を注入し一定間隔の気泡通過時間を測定しチューブ径から算出するエアーバブリング法の2つの測定法があります．

（関口　嘉）

4. 血液透析の実際：アドバンス編

Q70 理想のドライウエイトを満たす条件とはどういうことですか？

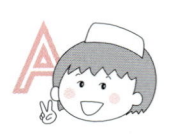

人間の体はその体重の60％を水分が占め，健康な体はその理想的な割合を常に自ら保とうとしています．

透析患者におけるドライウエイトとは，体内の水分量が体重の60％を占める状態になるような体重のことをいいます．つまり，除水終了後に体内によぶんな水分が残っていない状態になる体重を指しています．

理想のドライウエイトとは，除水後に心負荷となるような余剰水分がない状態で，かつ透析中や透析後に過度の血圧低下をきたさず，重度の倦怠感を感じたり離床困難となることがない状態といえるでしょう．

ドライウエイトを設定するためには，まずは体内余剰水分の有無の評価が必要です．具体的には，血圧（透析時のみならず，自宅血圧もめやすになります），胸部X線での心胸郭比，心エコー所見，下大静脈径，hANP（ヒト心房性Na利尿ペプチド），BNP（B型Na利尿ペプチド）値などを指標とします．これらにより透析後の体内によぶんな水分がないことを確認でき，かつ透析中や終了前後に過度の血圧低下やそれによる気分不快や下肢のつれなどの出現がない目標体重が理想といえます．

(児玉史子)

☞ ドライウエイトについては Q54 も参照．

4. 血液透析の実際：アドバンス編

Q71 どのようなときにドライウエイトをふやしたり減らしたりするのですか？

　　ひとたびドライウエイトを設定しても，そのドライウエイトが適切かどうかの評価を定期的に行う必要があります．実際，ヒトの体は体内の水分以外の組織（脂肪組織や筋肉など）の量も増減するからです．筋・脂肪組織がふえて"太った"状態になると，その"太った体重"での必要な体内水分量（成人に必要なのは体重の60％です）もふえます．ところが，ドライウエイトを上げずにそのままでいると，ドライウエイト時の体内水分量は，現時点の体にとって必要な体内水分量よりも少ないということになります．ドライウエイトは透析時にどれだけ除水するかのめやすとしますので，体にとっては過除水ということになり，透析中から終了時前後にかけ過度の血圧低下をきたします．このようなときにはドライウエイトをふやすことを検討します．逆に，筋・脂肪組織が減って"やせた"状態になっているのにドライウエイトが変わらずに高いままだと，透析終了時でも体内にはまだよぶんな水分が残っているということなります．このよぶんな水分が血圧を上昇させたり浮腫や胸水となってあらわれたり，心負荷となって心不全症状をひきおこしたりすることもあります．このような場合にはドライウエイトを減らすことを検討します．

（児玉史子）

4. 血液透析の実際：アドバンス編

Q72 透析困難症，リフィリング不全とは何ですか？

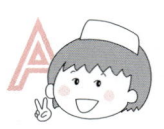

　　　　透析困難症とは，血液透析中に発生する一過性の透析合併症で，無症状透析が行えないものを総称しています．透析時低血圧症，不均衡症候群，透析器材の生体不適合，透析に対する心因反応などがあります．もっとも多く遭遇するのが透析時低血圧症です．

　なぜ透析時低血圧症がおこるのか，その原因にリフィリング不全が考えられています．透析中に除水を行うと循環血漿量が減少し血圧低下をきたすため，末梢血管は収縮して血圧を保とうとします．それと同時に血管外の組織間液も毛細血管内に移行して循環血漿量を保つ働きをします．この組織間液が毛細血管内に移行することをリフィリングといいますが，除水速度が高すぎて組織間液の移行が追いつかなかったり，末梢血管が弛緩したまま血管床内圧が高くて組織間液が移行できなかったりした場合にリフィリング不全が生じます．

　対策として，ドライウエイトの適切な設定や体重増加の制限はもちろんですが，そのほかに血漿浸透圧を上げて組織間液を毛細血管内にひきこむためにグリセオールや高張食塩水，アルブミンなどの高浸透圧物質の持続注入，あるいは高ナトリウム透析を行うこともあります．血液濾過や血液透析濾過も急激な血漿浸透圧の低下を防ぐので効果があります．

（金子佳賢，下条文武）

4. 血液透析の実際：アドバンス編

Q73 至適透析のための目標値とはどういうことですか？

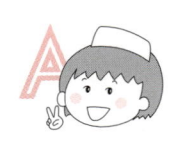

　個々の患者に適正な透析が行われているかを判断する指標が至適透析のための目標値です．とくに（血液）尿素窒素（BUN）に着目し，血液透析によるBUNの除去に関連する指標として除去率（R），Kt/V（☞ Q74）が，血液透析間のBUNの産生や蓄積に関連する指標として蛋白異化率（PCR）が，1週間あたりのBUNの濃度レベルに関連する指標として時間平均濃度（TAC_{BUN}）があげられます．目標値はKt/Vで1.2〜1.8，蛋白異化率で0.9〜1.4 g/kg/日，時間平均濃度で65 mg/dL以下といわれています．くわしい計算式は成書を参照下さい．

　とくにKt/Vは血液透析の効率の指標として多く用いられますが，過度に除水のあった場合や，血流量や補液などの変動の大きい血液透析の場合は大きく影響をうけるので，評価の対象にならないこともあります．また，透析療法の適正さを判断する指標としては，前述の指標のほかに，理学的所見である血圧や体重，心胸郭比（CTR），あるいは日常生活動作（ADL），生活の質（QOL）などを加えて総合的に評価する必要があります．

（金子佳賢，下条文武）

☞ 至適透析については Q18 も参照．

☞ BUNについては Q9 も参照．

4. 血液透析の実際：アドバンス編

Q74 Kt/Vとは何ですか？また，QBやmax UFRというのは何ですか？

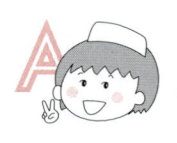

Kt/Vは，透析量を評価する指標の1つであり，尿素除去率を計算するものです（☞Q67）．尿素除去率は，透析前後のBUN値の比率や尿素減少率で評価することもできますが，Kt/Vはより客観的な指標であり，また患者さんの予後と関係があることが明らかにされたために広く用いられるようになりました．（K×t）は尿素が除去された血漿の量であり，これをVつまり尿素の体内分布容積（全体液量）で割ったものがKt/Vですが，計算にあたってはいくつかの公式があります．

また透析後の採血のタイミングによってKt/Vの値は影響を受けますので，採血のしかたは施設ごとにきちんと確認して下さい．

Kt/Vが1.2〜1.8で死亡のリスクが少なくなることが報告されています．

QBとは血流量のことでmL/分であらわします．UFRはultrafiltration rateの略で限外濾過率のことです．ダイアライザーごとにUFR（mL/時/mmHg）は決まっていますが，現在はベッドサイドコンソールに除水コントローラーが付いていますので，いちいち計算する必要はありません．

患者さんごとに血圧の変動などを考慮したうえで，経験的に時間あたりの最大除水量許容量を決めることがあります（max UFR）．

（成清武文，中本雅彦）

4. 血液透析の実際：アドバンス編

Q75 穿刺に失敗しないコツはありますか？

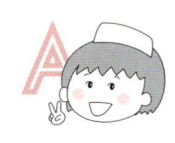

内シャント穿刺では，患者さんは，最小限の痛みで最大限の透析効果を期待しますし，一度作成したシャントは可能なかぎり長期に使用したいと希望しています．

透析スタッフにとっては，シャント穿刺がうまくいくと気分がよく，その後の仕事がスムーズに進行し，逆に穿刺失敗がその後の業務に悪影響を及ぼしたりもします．毎回よけいな苦痛を与えず確実に穿刺を行うには，適切な部位を決め，もっとも穿刺しやすい条件を作ることが大切です．以下にそのコツ（右利きの人用）を述べます．

①駆血帯をかけた状態で肘を伸ばしてみたり前腕を動かしたり（回内・回外など）して，静脈の張りがもっともよく，左右に逃げない位置と条件をみつけます．

②血管の拍動を右示指で軽く皮膚の上から感知し，血管の走行（狭窄部や拡張部，分枝の状態）を確認します．

③枕を肘下に挿入し肘関節を軽く進展させたところに左手母指で皮膚を手前にひっぱって適度の緊張状態を作り静脈が左右に逃げないようにします．

④強いプレッシャーを感じて緊張しすぎると，かえって失敗することがあります．常に心の平静を保ちながら実施します．穿刺の失敗は，誰にでもあります．

⑤もしも失敗しても，「今日は調子が悪いだけ」と気持ちを切りかえ他の人に交代することも大切です．

（前田国見）

4. 血液透析の実際：アドバンス編

Q76 シャント不全を発見するにはどんな方法がありますか？

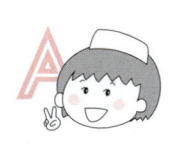

内シャントは，本来圧力の低い静脈系に圧力の高い動脈血を強制的に流入させるため，反応性に静脈壁の内膜増殖肥厚が発生し，内腔の狭窄が生じます．このためふだんから血管の注意深い観察が必要です．

内シャントの合併症には，シャント狭窄やシャント閉塞，シャント感染，動脈瘤（吻合部血管瘤も含む），静脈高血圧［ソアサム（sore thumb）症候群，過剰血流シャント］，スチール（steal）症候群，などがあります．いずれにしてもふだんからのシャントの観察と患者さんへの指導が重要です．シャントを長く使用していくための要点を以下に示します．

①穿刺部の十分な消毒，穿刺・抜針時の清潔操作を行い感染予防に注意する．穿刺部の湿疹，皮膚瘢痕（はんこん）を残さないようにする．

②同一部位の反復穿刺を避ける．

③シャント血流，狭窄，穿刺瘤，静脈圧，再循環の有無を日ごろからよく確認しておく．

④患者自身の自己管理指導を行う．

　(a)シャント血流の観察：スリル，拍動，雑音の聴診．
　(b)透析後の管理（翌日には止血テープをはがし確認する）．
　(c)穿刺部位の感染，湿疹への早期対応．
　(d)塩酸リドカイン貼付薬（ペンレス）は，同じ場所に貼らない．

（前田国見）

4. 血液透析の実際：アドバンス編

Q77 高ナトリウム透析とは何ですか？

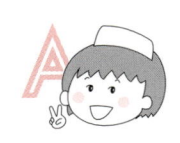

現在，通常の透析液のナトリウム（Na）濃度は，135〜140 mEq/L の生理的濃度が基本になっています．この Na 濃度をさらに高くし 145 mEq/L 以上に設定した透析液を使用する方法を高ナトリウム透析とよびます．高 Na 透析の特徴と問題点を示します．

①高 Na 透析では，血漿浸透圧の上昇により細胞内から細胞外へ容易に水が移動するため，循環血漿量をあまり低下させずに除水が可能になります．

②高齢者や糖尿病で透析中に血圧低下がおこり除水ができない（透析困難症）患者さんには有効な方法です．

③細胞内の過剰な水分を除去するための Na 濃度は 160 mEq/L 以上が必要といわれています．

④短時間に大量な除水ができます．

⑤実際には 2 つの方法で行われています．Na の注入はコンピューター制御の注入装置が使用されます．

　(a)段階法（sodium gradient dialysis）：透析開始の 2〜3 時間に 160 mEq/L 前後の透析液を使用し除水を行い，その後段階的に Na 濃度を生理的濃度まで低下させていく方法．

　(b)間欠法（cell wash dialysis）：高 Na 透析液と生理的 Na 濃度透析液を 30〜60 分ごとに交互に使用する方法．

⑥持続的に高 Na 透析を行っていると，患者さんの口渇感が強くなり飲水量がふえるため，透析間の体重増加が多くなり高血圧や心

不全をおこす危険があります．

⑦細胞内からも除水があり，適正な細胞外液量を維持するためにドライウエイトを下げる必要があります．

⑧低アルブミン血症のある患者さんでは，膠質浸透圧が低いため有効な方法ではありません．

⑨非生理的な高浸透圧状態になるためにおこる問題点に注意する必要があります．

（前田国見）

Q78 4. 血液透析の実際:アドバンス編 check!

酢酸透析液と重曹透析液があるとはどういうことですか？

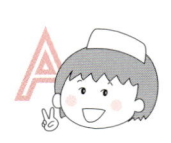

透析液がなければ透析はできません．透析液は，体内に貯留した尿毒素やそのほか不用のものを除去するばかりではなく，体内に必要でありながら不足しているものなども補給します．

健常人の血液はpH（ペーハー）約7.4ぐらいで，透析患者の血液は酸性側に傾いているため，透析液にはアルカリ化剤として炭酸水素カルシウムを主体とした酢酸が含まれています．日本ではこの少量の酢酸を含んだ透析液を使用している施設がほとんどです．

透析液の陰イオンの主体はClで，血清Cl濃度に近似しています．残りの陰イオンは重曹（重炭酸．HCO_3^-）とアセテートですが，いずれもアルカリ化剤としての意義があり，HCO_3^-は血清より高く設定されております．

アシドーシスの程度は患者により異なりますが，おおむね透析前血漿HCO_3^-濃度は18〜20 mEq/Lで，透析後25〜28 mEq/L程度まで上昇させるため，透析液中のHCO_3^-濃度は25〜30 mEq/Lで7〜10 mEq/Lのアセテートを含む透析液が一般的に使用され，濃度が低いとアシドーシスの是正が不十分となります．しかしアルカリ化剤の濃度が高すぎたり代謝が遅れたりすると血中アセテート濃度が高くなります．そのため異所性石灰化や倦怠感，頭痛がおこり，さらには末梢血管拡張，血圧低下，心機能抑制などの透析困難症となる場合もあります．アセテートは筋肉や肝臓で代謝されるため，筋肉の少ない患者さんや高齢者ではとくに要注意です．頻回のあく

表　酢酸透析液と重炭酸透析液の比較

	酢酸透析液	重炭酸透析液
保存・作成	1剤の透析液で長期保存可	炭酸塩の析出（沈殿が生じる）のため2剤化が必要．使用直前に混合必要
アルカリ化剤	肝臓で代謝されて重炭酸になる（間接的）	直接血中へ補給
副作用	血管拡張，心機能抑制による血圧低下，低酸素血症	とくになし
貯蔵タンク内の細菌増殖	繁殖しにくい	とくにB液タンクで繁殖しやすい

アドバンス

びは血圧低下の徴候であることが多いので，あくびをみたら血圧を測定します．

　酢酸透析液と重炭酸透析液の比較を**表**にまとめました．

　以前の重炭酸透析液では，沈殿物が生じるため安定した組成は得られませんでした．その後，沈殿物を生じない酢酸透析液が広く利用されましたが，ダイアライザーの性能がよくなってくると，代謝速度を上回る酢酸が血液中に蓄積して血管拡張作用や心機能抑制作用をおこし血圧低下や透析困難症などの原因となりました（酢酸不耐症）．

　そこで現在では重炭酸透析液がまた主流となっています．2つの液を使用時に混合することで沈殿を防ぎ，片方に酢酸を少量入れることで混合後のpH上昇を防止しています．

（奈倉勇爾）

Q79 ハイパフォーマンス膜の使用上の注意点にはどんなことがありますか？

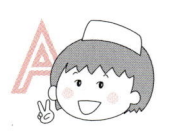

4. 血液透析の実際：アドバンス編

　ハイパフォーマンス膜は，骨・関節痛，かゆみ，いらいら感などさまざまな透析合併症に対して効果を発揮しています．しかし，以下に示すいくつかの新しい問題も発生していますので使用する際には注意が必要です．

　①透水性（水の移動）が著しく高くなったために，自動除水制御機能付きの透析装置を用いないと除水誤差が生じることがあります．

　②透析膜の孔の径を大きくしたために，ある条件によってはダイアライザーの内部，とくに透析液側の出口部付近で，透析液側から血液側に逆濾過がおこってしまう現象（逆濾過現象）があります．この逆濾過によって，透析液側のエンドトキシンなどの有害物質が血液中に流入し，発熱などの症状をひきおこす可能性があるので，透析液を常にきれいにしておく透析液の清浄化が必要です．

　③ハイパフォーマンス膜を用いて透析を行うと，条件によっては，1回の透析で10g近くのアルブミンが漏出することもあり，低アルブミン血症をひきおこすおそれがあります．1回の透析でのアルブミン漏出量を3g以内におさえ，日ごろから栄養管理も十分に行い，不足しているものは適切に補充することも必要です．

（今田聰雄，染矢法行）

Q80 低温透析とは何ですか？

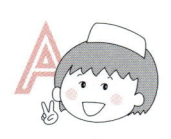

4. 血液透析の実際：アドバンス編

透析液の温度は一般的に36.5～37℃程度に維持されます．これは体外循環として外気にふれる血液回路があり，外気温により冷やされることが多いことから体温よりもやや高めに設定されています．

低温透析というのは透析液の温度を35℃以下にする方法で，これは血圧の維持やかゆみの対策として利用されています．低温にすることにより血管の収縮が生じて，透析中の血圧低下が生じにくくなるわけです．あまりにも低温では患者さんはさむ気を訴えますが，このようなことから低血圧患者さんに応用されることがあります．透析困難症の対策にはさまざまな方法があり，低温透析もその1つといえます．

また透析中の原因不明のかゆみが激しい場合にも低温透析が試みられることがあります．布団などに入って体の温度が上がってくると，むずむずしてかゆみが出現することが多いものです．透析治療中に低温透析によりやや体温を下げることにより透析中のかゆみを軽減させる効果がみられるとされます．

（北岡建樹）

☞ 血圧低下については Q104 も参照．

☞ かゆみについては Q115 も参照．

4. 血液透析の実際：アドバンス編

Q81 輸血が必要な場合，どのようなことに注意したらいいですか？

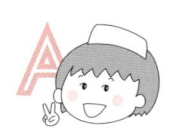

透析患者さんは腎不全のため貧血の方が多い上，血液凝固系の異常，透析時にヘパリンなどの抗凝固薬を使用することで出血しやすい状態にあり，しばしば輸血を必要とします．まず輸血が必要となった原因を明らかにします．

輸血に際してはアレルギー反応や感染症などの多くの危険がある以上，実際の施行前に患者さんに輸血の同意を得て，血液型を確認します．開始時にも患者氏名や血液型，輸血製剤の種類などの再確認を怠らないようにし，開始後アレルギーなどの症状がないか十分観察してください．

透析患者さんでは尿による水分とカリウムの排泄がないため，終了後も輸血による体液過剰と高カリウム血症に注意します．この問題点を回避するためによぶんな水分やカリウムを除去できる透析中に輸血を行うことが多くなりますが，バイタルサインが大きく変動する可能性もあります．モニターを装着し，できるだけ早期に異常を発見できるよう頻回に状態を確認してください．出血性の病変があるときはメシル酸ナファモスタット（フサン®）などのあまり出血を助長させない抗凝固薬を使用する方がよいでしょう．

また，透析は体外循環なので，そのときに輸血をするのであれば空気の混入の危険があるため，気泡センサーを備えた輸液ポンプを併用するのが安全です．

（喜田亜矢，阿部貴弥，深川雅史）

Q82 4. 血液透析の実際：アドバンス編 check!

シャントのところに針を刺されるとき，とても痛がる患者さんをみかけますが，どうすればいいですか？

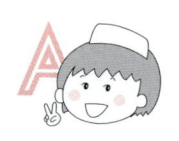

シャント穿刺をしなければ透析は始まりません．穿刺の失敗や穿刺時の痛みで患者さんは透析がいやになり，また透析スタッフとの関係もぎくしゃくしがちになります．そのためにも可能なかぎり痛くない穿刺を試みなければなりません．

痛みの感じ方や痛みの部位，穿刺可能な部位が患者さんによって違うので穿刺部位の特定はできません．しかし，シャントを大切に使用するためにより広範囲にわたって穿刺可能な部位を確保するよう努めるべきです．そして，これらの情報をスタッフ間で申し送り，情報のばらつきをなくすことが患者さんとスタッフとの信頼関係の第一歩と考えます．

具体的な疼痛対策としては，塩酸リドカイン（ペンレス®）などで麻酔を行った後に穿刺をすることも痛みを軽減させます．また最近ボタンホール穿刺が普及しつつありますが，これも痛みは通常の半分以下になるといわれています．ボタンホール作成は，バイオホールスティックという器具を穿刺部に2週間ほど留置することにより作成できますので，穿刺時の痛みが強い患者さんに試みられてもよいと考えられます．

（喜田亜矢，阿部貴弥，深川雅史）

4. 血液透析の実際：アドバンス編

Q83 シャント寿命とはどういうことですか？シャントをながもちさせる方法はありますか？

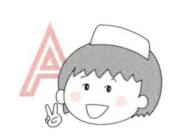

　一般的な内シャントは，前腕で橈骨動脈と橈骨皮静脈を吻合して作製する皮下動静脈瘻です．しかし，このシャントによって動脈血流が流入する静脈は，強い血流の圧に反応するかたちで壁の内膜を増殖・肥厚させます．そのため内腔の狭窄をきたし，シャントが閉塞してしまうことがあります．そのため使用に耐える内シャントは，1年で90％，3年で75％，5年で60％程度といわれています．

　シャントをながもちさせるには，日ごろから血流や狭窄，穿刺瘤，静脈圧，再循環の有無をよく観察することが重要です．また，穿刺部位をできるだけ毎回変えたり，シャント感染を予防するため皮膚の消毒に十分な注意を払うことも必要です．

　さらに，以下のことを患者へ指導することも重要です．

　①シャント肢で重い物を持ち運ばない．

　②シャント肢を下にして寝ない．

　③腕時計やリストバンドなどシャントを圧迫するものを身につけない．

　④常にスリルやシャント音を確認させ（☞ Q84），異常時にはすぐに透析スタッフに連絡をとる．

（金子佳賢，下条文武）

4. 血液透析の実際：アドバンス編

Q84 シャントの音が変わってきたときはどうすればいいですか？"スリル"とは何のことですか？

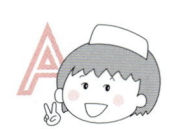

　シャントが狭窄し血流量が低下すると，シャント音は，強くて低い連続性の音から微弱で高い断続性の音に変化します．"スリル"とはシャント血流が流れている静脈に触れたときに感じる連続性の細かい振動のことですが，シャントに狭窄をきたした場合はスリルも微弱かつ断続的になります．さらにシャントが完全に閉塞した場合は，シャント音は聴取されず，スリルも触知されなくなります．

　シャント音が変わってきた場合，その多くはシャントに狭窄をきたしていて，シャント閉塞の前徴の可能性があります．そのため，シャント造影検査にて狭窄部位を確認した後，早期に血行再建が必要になる場合があります．血行再建には，狭窄部位を切除しシャント静脈を再吻合したり，経皮的血管拡張術を行ったり，あるいは狭窄部位より中枢側の静脈と動脈を吻合してシャントを再作製するなどの方法があります．人工血管の閉塞の場合は，血栓除去術を行ったり，人工血管をつぎたして狭窄部位より中枢側の静脈に再吻合する場合もあります．

（金子佳賢，下条文武）

4. 血液透析の実際：アドバンス編

Q85 分子量を知っておくべき物質にはどんなものがありますか？

　　　血液透析での物質の除去率は主に分子量で決定します（**表**）.

　拡散では分子量が小さいほどダイアライザー前後での除去率が増加します．分子量が大きくなると拡散での除去はむずかしくなり限外濾過による除去が主となります．$β_2$ミクログロブリン（$β_2$MG）のような低分子量蛋白は拡散による除去は少なく限外濾過による除去が主となります．

　透析アミロイドーシスの原因物質が$β_2$MGと判明してから$β_2$MGを除去できるハイパフォーマンス膜が使用されるようになり，アルブミンの喪失をおさえつつ$β_2$MGの除去効率を高めたダイアライザーがいろいろ開発されています．

　透析患者さんに安全で十分な治療を行うのにはこれらの除去率を把握しておくことが必要です．また，ダイアライザーの性能評価にこれらの除去率が使われます．

（杉山　敏，村上和隆）

表　物質の分子量

小分子量物質	●水（H_2O）18 ●クレアチニン（Cr）113	●（血液）尿素窒素（BUN）60 ●尿酸（UA）168
中分子量物質	●ビタミン B12（VB12）1,355	
低分子量蛋白	●$β_2$ミクログロブリン（$β_2$MG）11,800	

Q86 透析に対し不安の強い患者さんにはどう対処すればいいですか？

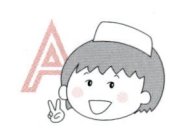

5. こういう患者さんにはこう対処しよう

　まず，患者さんの訴えや話を聞きましょう．医療者の想像しないような原因が不安をひきおこしている場合もあり，患者さんとの会話を通して，患者さんの不安の原因がどこにあるかを考えます．そのさいに，患者さんに精神的な支持を与える言葉や態度を示すことが重要です．

　①元来の性格が神経質で不安感が強い場合．

　②透析療法がどのようなものかわからない不安．→透析療法を見学してもらったり，すでに良好な透析療法を行っている人と話をしてもらうなどが効果的です．

　③長く生きられない不安．これまでの日常生活や仕事が続けられるか．元気に生きていけるか．週3回の透析療法のために旅行に行けなくなるのか．→食事療法と透析療法によって，日常生活や社会復帰が可能であり，30年以上も生きていけることを理解してもらうことで解決できます．旅行についてはQ195を参照して下さい．

　④経済的にやっていけるか．→透析医療費の全額が，健康保険や身体障害者医療費助成制度により支払われることを理解してもらいます．

　⑤家族に迷惑をかけることになるのか．→透析療法は，患者さんが可能なかぎり自己管理をした上で家族からの支援を受けます．家族の役割について医療者とともに話し合いの場を設けます．

（鎌田貢壽）

5. こういう患者さんにはこう対処しよう

Q87 透析前に体重がふえている患者さんがいますが、大丈夫ですか？サウナで減量するという患者さんもいますが、よいのでしょうか？

患者さんは体重の増加を抑えドライウエイト（DW）を維持することが必要です．

透析を開始するとまだ尿が出ますが（残存腎機能），継続して透析をすると徐々に尿が出なくなります．患者さんが体重管理（＝水分摂取制限．☞Q189）を守らないと，水分は尿として排泄されないので，そのまま血管内にプールされることになり，過剰になった水分が心臓にたまります．さらに心臓の機能が低下している場合には，よぶんな水分は肺に貯留，すなわち肺水腫をおこしてしまうのです．すると患者さんは呼吸苦に陥り心不全となります．透析条件を変える（透析時間を延ばす，血流速度を速める，ダイアライザーの膜面積を大きくするなど）ことでも対応できる場合もありますが，入院が必要となる場合もあります．透析患者さんの死因の一番がこの心不全によるものです．

体重が増加してスタッフから注意されること（患者さんとしては怒られていると感じる）がいやで，透析直前にサウナによって体重を抑えてくるという患者さんもいます．発汗により約200～400gも体重が減少するようです．しかしサウナに入れば必ず喉が渇きます．そのためサウナの後の飲水を抑えないかぎり体重は変わらないか，逆に増加することになります．またサウナに入ることにより血圧の変動も激しくなるため，循環器疾患の合併率の高い透析患者さんや腎性貧血をもつ患者さんはとくに使用しないほうがよいのです．したがって透析患者さんはサウナは避けるべきです．　（奈倉勇爾）

Q88 糖尿病腎症による透析導入の患者さんでは，どんな点に注意が必要ですか？

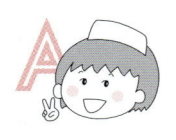

　　糖尿病腎症による末期腎不全は腎機能障害の程度にくらべて，早期に肺水腫や心不全による呼吸困難が出現しやすく，過剰体液の除去を目的に透析に導入されることが多いものです．緊急的に導入されることが多いため，患者さんが透析療法の基本を理解していないまま慢性透析治療を継続することになりがちです．

　患者さんの性格や，糖尿病患者さん特有ともいわれる気質により，食事療法としての水分・塩分制限などが理解ないし厳守できず，透析前の体重増加が著しいこと，加えて糖尿病による自律神経障害により，透析中の血圧低下～低血圧発作を生じやすく，過剰体液の除去やドライウエイトのコントロールが困難になることが少なくありません．

　とくに透析導入時期は血圧が不安定であり，透析後の起立性低血圧により転倒事故やADL（日常生活動作）の不良などを招くことになります．

　さらに，糖尿病の他の合併症に注意し，眼科的な診療，動脈硬化性病変の程度の把握，血糖のコントロールの良否，などの病態の理解が必要です．また末期の腎不全では低蛋白血症のことが多く，感染症に罹患しやすいこと，糖尿病性足壊疽など末梢循環の状態をチェックすることも大切です．全身的な多様な合併症が存在することから，他科との連携が必要になります．

（北岡建樹）

Q89 5. こういう患者さんにはこう対処しよう　check!

足切断をした患者さんには、どういう配慮や注意が必要ですか？

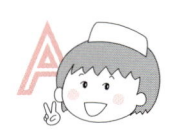

長期透析や高齢化に伴い、介護を必要とする透析患者さんが増加しています。さらに糖尿病や、透析療法を行っていること自体が壊疽発症の強力な危険因子であり、四肢を切断する透析患者さんがふえています（どうして透析そのものが危険因子となるのかは解明されていません）。注意点を以下に示します。

1. さらなる病変の予防・早期発見：足切断は動脈硬化を原因とした血行障害が主な原因であり、切断端に新たな病変が生じることも多く、また糖尿病性神経障害による感覚低下により病変の発見がおくれ重症化することが多いので、来院時に十分に創部を観察し病変の早期発見に努めます。義足のフィッティングにも注意を払います。また足切断の既往のある患者さんは反対側肢の切断のリスク（危険度）が高いので、常に注意深いチェックが必要です。

2. 転倒防止の観察と介護：透析患者さんは、とくに糖尿病や高齢者であると筋力の低下が著しく、加えて四肢切断があると体位の保持力が十分ではありません。車いすから透析ベッドに移るときなど、転倒防止のため十分な観察と介助が必要です。透析後は、起立性低血圧に注意して、血圧をみながら頭部挙上、座位へとゆっくりと移行させましょう。

3. 全人的なサポート：四肢切断により精神的に落ち込んだり、介助が不十分であると日中の活動度が極端に低下する患者さんがいます。全人的なサポートが望まれます。

（成清武文、中本雅彦）

Q90 目の見えない患者さんには，どういう配慮や注意が必要ですか？

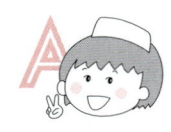

5. こういう患者さんにはこう対処しよう

透析患者さんには糖尿病患者さんが多く，糖尿病網膜症から硝子体出血や緑内障をきたして失明にいたります．

1. ストレスに対する理解：中高年での視力喪失は著しい活動制限を強いるために，肉体的・精神的ストレスははかり知れないものがあります．その上，腎不全のために透析が必要となると，うつ状態や自暴自棄になる患者さんも少なくありません．

2. 家族への配慮：透析は家族にも大きな負担となるために，本人だけではなく家族への援助も同時に考える必要があります．そのためには，患者背景をしっかりと把握して，患者本人とともにキー・パーソンとのコミュニケーションを心がけます．そして介護保険などの社会資源を有効に活用して（☞ Q196〜200），本人や家族の負担を軽減する配慮が必要です．

3. コミュニケーションの工夫：透析中のコミュニケーションは聴覚と触覚で行うことになるため，必ず声かけとともに手や肩などを触れて合図しましょう．こうした対応の習得には，スタッフ同士のロール・プレイによる患者と透析担当者の模擬体験学習なども実際的で有効な方法です．また，慣れるまでは透析ベッドや担当者を固定する配慮も当然必要です．

（松村　治）

5. こういう患者さんにはこう対処しよう

Q91 B型肝炎（HBV抗原陽性）の患者さんにはどう接したらいいですか？

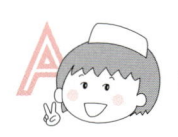

透析患者さん，とくに長期透析の患者さんでは，非透析の方にくらべてB型肝炎ウイルス（HBV）やC型肝炎ウイルス（HCV）陽性者が一般に多いので注意が必要です．血液透析を行う患者さんの透析機器およびベッドは，できればHBV（HCV：次頁）陰性の患者さんと分けて専用にすることが望まれます．

1. 環境整備：HBVは手袋や器具などの表面で約7日間生きています．器具表面に触れた手から穿刺部位にHBVを付着させる可能性があります．医療者はHBVワクチンを接種していることが望まれます．高頻度に接触する部位（机やカルテ，ドアノブ，スイッチ，ベッドの柵など）は掃除用の弱アルカリ性洗剤でふきとります．手指は速乾性すりこみ式アルコール製剤でふきとります．床や壁などは血液で汚染されないかぎり消毒する必要はありません．スリッパの使用はかえって危険です．

2. 針刺し事故：HBV陽性患者さん，とくにHBe抗原陽性者から感染しやすいので注意が必要です．針刺し事故がおこったら，すぐに傷口を流水でよくしぼり，自分の血液とともに患者さんの血液を洗い流します．患者さんおよび事故をおこした当事者の肝炎感染の状況を把握することが大事です．HBs抗原，抗体ともに陰性の場合，ただちにHBVグロブリン，ワクチンを投与します．透析患者さんの抗体産生率は低い（40～90%）とされているので，抗体ができているかどうか確認が必要です．

（井関邦敏）

☞ 針刺し事故についてはQ98を参照．

5. こういう患者さんにはこう対処しよう

Q92 C型肝炎（HCV抗体陽性）の患者さんにはどう接したらいいですか？

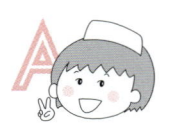

慢性肝疾患の65％をC型肝炎が占めていて，過去に輸血された経験や血液製剤の使用歴のある透析患者さんのなかに無症候性キャリアーの患者さんが多くみられます．しかし，日本の血液製剤はほぼ完全にC型肝炎ウイルス（HCV）汚染を除去しています．また，日常生活での感染はごくまれで，母乳も安全とされています．

C型肝炎の進行はゆっくりで，1〜5年という長い経過をたどります．その間，肝庇護療法（ウルソ，小柴胡湯，グリチルリチン，レチノイドなど）も有効です．インターフェロンの使用によって体内のウイルス量をへらすことができます．2002年2月より健康保険上の使用制限（回数，期間）がなくなりましたが，使用に際しては肝臓病の専門医とよく相談することが必要です．定期的な肝機能検査により肝硬変への進行をチェックします．その際，ALT（アラニンアミノトランスフェラーゼ）やAST（アスパラギン酸アミノトランスフェラーゼ），血小板，ヒアルロン酸，血清アルブミン，総コレステロール値が参考となります．

他の患者さんに感染させないためには，HCV患者さんの検体と治療薬物（とくにヘパリン）を近づけないことです．検体を保存する冷蔵庫と，ヘパリン保管用の冷蔵庫は別にするなどの配慮が必要です．

〈井関邦敏〉

5. こういう患者さんにはこう対処しよう

Q93 結核患者さんにはどう接したらいいですか？

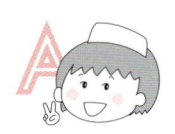

結核は，①非開放性結核，②開放性結核（感染性結核）に大別されます．①は，他の人に感染する可能性のない結核のことで，喀痰や唾液，血液の処理を含め医療行為は他の患者さんと同じように対応して問題ありません．専門医師の下で結核の治療と管理を行い，規則正しい生活を送るよう指導します．家族や透析施設の患者さん同士の接触においても，とくに制限を行う必要はありません．

②の感染性結核は，結核予防法により指定された収容施設での入院透析が必要となります．ただちに入所することが困難な場合，施設での外来透析となります．この際は他の患者さんと隔離して透析を行い（**表**），担当の医療者（透析技師や看護師，医師）は入室時（対応時）に「結核感染防止用N95マスク」を着用します．患者さん本人がX線室などの施設の共有部分に移動する際には，マスク（外科用）を着用するよう指示し，他の患者さんとは極力隔離するため，更衣は隔離ベッドサイドで行うよう指導します．隔離ベッドが確保できない施設では，患者さん数の比較的少ない時間帯での透析とし，他のベッドとの間に空間を設けるようにします．感染性結核の可能性のある患者さん（とくに「咳が強い，痰が出る」患者さん）や感染性結核で入院を待っている患者さんが隔離の対象となりますが，事前に本人および家族に対して「隔離の必要性」や「入院治療の必要性」を十分に説明し「治療」と「感染拡大予防」の理解を得ることが重要です．さらに，不要な不安を払拭するため，他の

表 結核患者さんの透析用器具などの取り扱い

リネン	使用したリネンは毎回取り替え,他の患者さんのものとは別にまとめます.血液や体液,分泌物,排泄物で汚染されたリネンはとくに慎重に取り扱い,手袋の着用が望まれます.リネンや衣類は2%ステリハイドLに1〜3時間つけ消毒します.	
診療器具,看護用具	「患者専用」の器具を準備し,使用に際して医療者は手袋を付け取り扱います.膿盆やゴミ箱にはビニール袋をかぶせ,袋ごと廃棄すると便利です.付着した分泌物は,水洗いの後,右の方法で消毒を行います.	・金属製品,ガラス製品,ゴムやプラスチック製品→①2%ステリハイドLに1〜3時間つけます.または②2%クレゾール石ケン液に1〜3時間つけます. ・便器,尿器→①2%ステリハイドLに1〜3時間つけます.または②2%クレゾール石ケン液に1〜3時間つけます.
透析回路や透析療法関連の消耗品	すべてをまとめて他の患者さんのものとは分け,廃棄します.クランプや止血バンドは患者専用とし,透析のたびに2%ステリハイドLに1〜3時間つけ消毒します.	

患者さんや医療者に病気に対する知識や情報の提供も必要です.

(濱田千江子)

Q94 MRSA患者さんにはどう接したらいいですか？

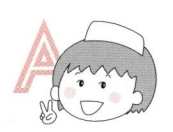

5．こういう患者さんにはこう対処しよう

　　　　透析患者さんは，高齢者や糖尿病罹患者が多いこともあり，免疫能が低下して感染しやすい状態にあります．このためMRSA（メチシリン耐性黄色ブドウ球菌）保菌者が多く，MRSA感染症が合併すると難治化し重篤になる傾向があります．とくに留置カテーテルや人工血管の感染は容易に敗血症をひきおこすため要注意です．MRSAは院内感染の主要起因菌で，透析室も伝播しやすい場所です．主に接触感染で，医療者の手指を介して伝播され，皮膚や鼻腔などに定着し常在菌となります．常在菌となったMRSAは内因性感染の起因菌となります．

　MRSA感染症を発症しているか，単なる保菌者かにより，患者さんへの接し方は異なります．

　MRSA感染者は排菌の可能性があるため，可能なかぎり隔離透析とし，他の透析患者と切り離します．ガウンテクニックを施行し，出入口での手指消毒，手洗いを徹底します．患者さんとの接触は必ず手袋を使用します．透析機器や聴診器，体温計，血圧計は専用とし，使用後は次亜塩素酸ナトリウムや消毒用アルコールで清拭します．床やテーブル，ベッド柵の消毒清拭も行います．

　保菌者に対しては隔離透析の必要はありませんが，ベッド固定は必要です．手袋や専用機材，手洗いは感染者と同様に行います．

　以上に加え，さらに清潔区域の設定をします．汚染物や汚染の可能性のあるものはこの区域に持ちこまず，薬剤の準備などはここで行います．またMRSA感染は透析者を介する頻度が高いため，スタッフを教育し予防処置を確実に行うことが肝要です．　　（洞　和彦）

5. こういう患者さんにはこう対処しよう

Q95 疥癬の患者さんにはどう接したらいいですか？

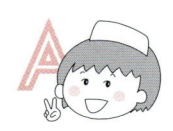

疥癬(かいせん)には，「一般型」と「重症型（ノルウェー疥癬）」の2つの病型があります．寄生するダニの種類は両方ともヒゼンダニですが，「重症型」は宿主に寄生するダニの数がきわめて多く，感染力が非常に強いものです．したがって，同じ疥癬であっても感染対策は全く違います．

1.「一般型」の場合：感染力が弱く，ヒトからヒトへ感染するには長時間の直接接触を必要とするため，通常の社会生活でうつる可能性はほとんどありません．よって，介護職員や看護者自身の防御策としては，患者さんに触れる前と触れた後に接触した部分をふだんどおりに洗えば十分です．

2.「重症型（ノルウェー疥癬）」の場合：隔離が必須となり，ガウンテクニックを必要とします．衣服や寝具を介しても簡単に感染し，同室にいるだけでも感染するからです．しかし，適切な治療を開始すれば2週間ほどでダニは急減するので，その後の隔離処置は不要となります．患者さんや家族にその旨をよく説明しておくとよいでしょう．

（山本雅俊）

Q96 6. トラブル発生！

透析中によくみられる症状・トラブルにはどんなものがありますか？

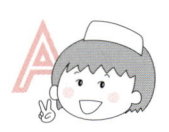

透析中に頻回にみられる症状を以下に示します．
①血圧低下．
②血圧上昇．
③悪心，嘔吐．
④頭痛．
⑤こむら返り，ひきつれ．
⑥かゆみ．

また，透析中にときどきみられる症状は以下の通りです．
①胸痛や腰痛．
②呼吸困難．
③不整脈．
④耳鳴．
⑤四肢のしびれ，痛み．
⑥発熱，悪寒．

個々の症状によりその原因と対策が異なるので，患者さんの症状を的確にとらえることが重要です．

透析中によくみられる主なトラブルを示します．
①ブラッドアクセスによるトラブル（脱血不良，送血不良）．
②抗凝固薬によるトラブル（回路内凝固，止血不良など）．
③除水によるトラブル（除水設定ミス，過除水，未除水）など．
注意深く観察することにより改善することがいずれも可能です．

透析中におこる症状やトラブルを回避または軽減するためには十分な注意と観察を行い早期の処置をします． （角田隆俊，田中進一）

6. トラブル発生！

Q97 透析装置がどんな状態になったらCE（臨床工学技士）に連絡すべきですか？

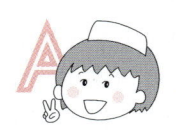

透析装置が起因する事故やトラブルをなくし，安全な血液透析を実施するためには透析装置に起因するすべての状態変化を，加えて警報発生時にはCE（臨床工学技士）に連絡する必要があります．とはいえ，実際には，体位変換などにより生じる圧警報など透析装置が正常に作動していることによる警報や，脱血不良などによる警報は，必ずしもCEへの連絡は必要ないとも考えられます．

CEへの連絡を必要とする透析装置の状態を以下に示します．

①透析装置が作動しない．
②原因がわからない警報がなる．
③透析装置から雑音・異臭がする．
④水漏れがある．
⑤透析装置を破損してしまった（変形させた）．
⑥設定通り作動しない（設定と異なる動きをする，暴走するなど）．
⑦透析装置に起因する警報がなる（給液異常やセンサー異常，温度異常など）．
⑧患者さんの状態変化に透析装置に原因があることが疑われる．

そのほか，透析装置の作動，使用に際して，少しでも疑問や不審点があった場合にはCEへ連絡したほうがいいでしょう．

（角田隆俊，田中進一）

Q98 6. トラブル発生！

針刺し事故をおこしてしまったときは、どうすればいいですか？

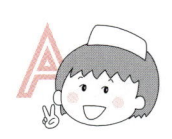

　基本的には、すべての血液、体液を介して感染する危険があります。患者さんのHBVやHCV（B型・C型肝炎ウイルス）、梅毒、HIV（ヒト免疫不全ウイルス）感染の有無はプライバシーに十分に注意しつつも、情報として事前に知っておく必要があります。不明の場合は、事故後ただちに検査します。また当事者本人の抗原や抗体の検査を必ず行います。針刺し直後には創部の処置をただちに行うことはいうまでもありません。

　①HBV：透析療法従事者はワクチン接種により抗体を獲得していることが理想的ですが、そうでない場合か、あるいは接種後でも抗体値の低い場合は［16倍PHA（受身赤血球凝集反応）未満］、抗HBs免疫グロブリンの投与を48時間以内に行います。とくにHBe抗原陽性の血液は感染力が高いため要注意であり、ワクチンを併用する必要があります。

　②HCV：特別な対処法はありません。感染をおこす確率は低い（1〜2%）のですが、定期的な肝機能、HCV抗体、HCV-RNAなどの観察が主体となります。

　③HIV：事故後は予防内服のガイドラインに従って対処します。事故後1〜2時間以内に指定の薬剤の内服を開始します。　　（林野久紀）

6. トラブル発生！

Q99 針刺し事故を防止するにはどうすればいいですか？

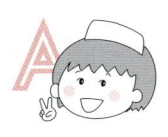

感染に対する予防措置の基本は，スタンダード・プレコーションに示されており，これを十分に理解しておく必要があります．

1. **穿刺時**：とくに導入直後で穿刺に慣れていない患者さんでは，患者さんの不意の動きに注意が必要です．穿刺者だけでなく介助者に対しての針刺し事故にも注意が必要です．また穿刺に失敗した針は再使用もしくは放置などせずに，ただちに処理する必要があります．手袋着用が原則です．

2. **透析中**：昇圧薬，エリスロポエチン製剤などを回路より注入した後の針の処理が重要です．

3. **返血から廃棄まで**：抜針後の針は，リキャップしないことが事故防止の最重要点です．ただちに廃棄容器に入れなければなりません．この際に廃棄容器が近くにないと透析室内を移動することになり，さらに事故の可能性が高くなります．リキャップの禁止と廃棄時の注意により針刺し事故の多くは予防することが可能です．

（林野久紀）

Q100 6. トラブル発生！

針刺し事故のほかに，どんなときに患者さんの血液に被曝する危険がありますか？

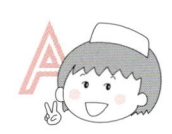

穿刺時の採血やその検体処理，穿刺針と回路を接続するときや透析終了時に針を抜去して止血する際に患者さんの血液と接触することが考えられます．また，穿刺時に使用した材料や透析終了後に回路を廃棄するようなときにも血液に触れてしまう可能性があります．

血液が皮膚に直接付着しても通常はとくに問題はありませんが，皮膚に傷がある場合や，被曝した部位が目や口腔などの粘膜であると，血液を介した感染の危険があります．これらを防ぐためには前記のような操作を行うときにディスポーザブルの手袋を着用することや，ブラッドアクセスからの出血や器具に付着した血液などが周囲にはねないように十分注意するといった配慮が必要です．

また，血液がついた器材をそのまま放置してはいけません．ディスポーザブルのものはすみやかに廃棄し，そうでないものは次亜塩素酸ナトリウム溶液などを用いてきちんと清拭します．実際に体に血液が付着してしまった場合には，すぐに流水でよく洗浄することが重要です．

（早川　洋）

☞ 使用した資材の処理については Q64 を参照．

6. トラブル発生！

Q101 空気が体内にまで入ってしまうのはどういう場合ですか？

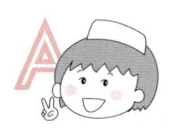

血液透析では，血液ポンプを回転させ，血液を内シャント穿刺部から血液回路へ送ります．このため，この回路のあらゆる部位から空気が混入し，肺や心，脳などに空気塞栓を発症する可能性があります．

主な混入原因を以下に示します．

①穿刺針の自然脱落や自己抜去．
②不良回路．
③穿刺針と血液回路の接続不良．
④輸液用ラインからの混入．
⑤血液ポンプローラー部位の亀裂・破損．
⑥返血時の操作ミスなど．

混入した空気が大量の場合には，死にいたることもまれではありません．そのため，空気混入に対して常に注意を払い，予防に徹することが重要です．

最近では透析装置に気泡検知器がとりつけられていますが，過信は禁物です．空気が混入した場合，咳や呼吸困難，胸痛，チアノーゼ，血圧低下，意識障害などの症状がみられます．

（頼岡德在）

☞ 空気が入ってしまったときの対処については Q102 を参照．

6. トラブル発生！

Q102 空気塞栓がおきてしまったときはどう処置すればいいですか？

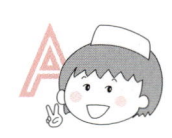

血管内への空気の誤入が発生した場合には，

①まず静脈側回路をクランプし，ポンプを止めてそれ以上の空気が流入するのを防ぎます．

②ただちに患者さんの下肢を挙上し，頭部を下げた左側臥位とします：頭部が挙上されていると，シャントや静脈から入った空気は，逆行性に脳に行って静脈の塞栓を生じ中枢神経系の重大な合併症をひきおこしてしまいます．また，右側臥位では空気が肺に流入しやすくなり，その結果として肺高血圧の発症や全身の動脈塞栓に移行する危険性が高くなります．

③そのうえで，患者さんの状態に応じて酸素投与や挿管，人工換気，血管確保，昇圧薬投与，モニタリングといった呼吸・循環器系の管理をします．

④流入した空気の量が多い場合では，カテーテルによる右心内の空気の吸引や，高圧酸素療法で空気を血液中に溶かして除去するといった治療法を行うこともあります．

(早川 洋)

☞ 空気塞栓がおきる原因については Q101 参照．

6. トラブル発生！

Q103 血圧上昇がおきたらどうすればいいですか？

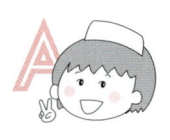

透析患者さんの血圧上昇を，透析開始直前（開始直後も含む）の高血圧と透析中の高血圧の2つの場合に分けて考えてみます．

1. 透析開始直前の高血圧：体液貯留過多による血圧上昇の可能性が考えられます．透析導入前の末期腎不全患者さんの高血圧の原因としても重要で，透析で過剰な体液を除去することにより血圧が正常化するのが特徴です．患者さんの透析後体重（ドライウエイト）が高く設定されているために除水が不十分となっており，ドライウエイトを下げることで血圧を下げることが可能です．

逆に十分に除水できているのに高血圧を示す場合は，レニン-アンジオテンシン系が関与すると考えられ，ACE阻害薬（アンジオテンシン変換酵素阻害薬）やアンジオテンシンⅡ受容体拮抗薬（ARB：angiotensinⅡ receptor blocker）などの降圧薬を投与または追加します．ドライウエイトが適正でも透析間の体重増加が過剰なら血圧は上昇するので，透析間の体重増加は最大の場合（金曜から月曜までのような中2日の場合）でもドライウエイト5％未満にするように指導します．

2. 透析中の高血圧：透析施行中に血圧が上昇してくる場合は，除水に伴うレニン-アンジオテンシン系の活性化が関与すると考えられます．前述のようにACE阻害薬やARBなどの降圧薬を投与または追加しますが，コントロールするのが困難な場合もあります．

（保元裕一郎）

6. トラブル発生！

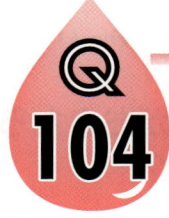

Q104 血圧低下がおきたらどうすればいいですか？

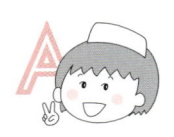

　血液透析施行中の血圧低下は除水に伴う血管内脱水が大きく関与します．前回の透析後48時間から72時間かけて増加した体重（体液）を4～5時間という短時間で除去するために，血液透析後半には血管内の脱水をきたし血圧が低下しやすくなります．症状としては動悸や悪心，嘔吐，冷汗，筋肉のけいれん（こむら返り）などが認められます．

　急激な血圧低下に対して緊急に血圧を上昇させるためには，除水を低下もしくは停止し，加えて生理的食塩水の補液（100 mLから200 mL程度）を行うのが効果的です．それでも血圧が回復しない場合は，10％のNaCl溶液（20 mL程度）や血圧を上昇させる昇圧薬（エホチール®1/2アンプルから1アンプルなど）を透析回路から投与します．

　ひんぱんに血圧低下がおきる場合は，体重増加が最大となる中2日（金曜から月曜のような）の場合でも，透析間の体重増加をドライウエイトの5％未満となるように指導します．また，ドライウエイトを増加させる再設定が必要となる場合もあります．

　家族性高コレステロール血症やループス腎炎，巣状糸球体硬化症に対して行われるデキストラン硫酸血漿交換にACE阻害薬（アンジオテンシン変換酵素阻害薬）を併用すると急激な血圧降下をきたすので十分な注意が必要です．

（保元裕一郎）

☞ 血圧維持については Q80 も参照．

6. トラブル発生！

Q105 こむら返り，ひきつれがおきたらどうすればいいですか？

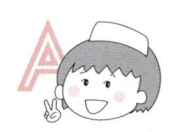

　　血液透析後半に血圧低下を伴うこむら返り，ひきつれがおこることがあります．原因は短時間に体液を除水することによる血管内脱水と考えられます．血液透析療法は，通常，2日から3日かけて貯留した，体重の3％から5％にあたる体液を4～5時間という短時間で除去する治療方法ですから，個人差はあれ体に無理がかかるのです．

　一般にこむら返りやひきつれとは，脱水や過度の運動が原因でおこる単一の神経に支配される筋肉の収縮と定義されます．部位は下肢の筋肉，とくにふくらはぎに認められることが多く，頻度は低いながら上肢や腹筋にもおこります．

　症状が強い場合は，除水を低下，あるいは中止した上で，透析回路から100～200 mLの生理的食塩水，20～40 mLの10％NaCl溶液を透析回路より注入することで対処します．

　ひんぱんにこむら返りがおこる場合は，ドライウエイトが適正値より低く設定されている可能性があり，再検討する必要があります．透析間の体重増加が過剰（ドライウエイトの5％を超える）の場合も，透析後半の血管内脱水をきたしやすくなります．そのため，飲水状況を確認するなど，患者さんへの指導が必要です．

（保元裕一郎）

6. トラブル発生！

Q106 頭痛が生じたらどうすればいいですか？

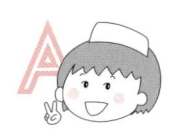

頭痛の原因で，血液透析療法施行中に特有のものとして，透析により体内に貯留した物質を急速に体外に除去する際におこる中枢神経症状，いわゆる不均衡症候群（☞Q59）があります．

尿素は，簡単に細胞膜は通過できますが，血液と脳脊髄液との境界にある血液脳関門は透過しにくい（透過性が低い）という特徴があります．そのために透析療法施行中に脳細胞内や脳脊髄液中の尿素濃度が血液中濃度より高くなり，浸透圧の不均衡がおこることが原因と考えられます．

尿素以外でも H^+ イオンの不均衡による場合も考えられます．その結果，脳細胞への水分の移動がおこり脳細胞の浮腫が生じるために，中枢神経症状として頭痛や悪心，嘔吐，脱力感をきたし，重症になると興奮状態やけいれん，昏睡におちいる場合もあります．

予防法としては，透析時間を短縮する，膜面積の小さな透析膜を使用したりQB（血液流量）を減量するなど，透析効率を下げることで対処します．

患者さんの訴えが強い場合はグリセリン（グリセオール®）やD-マンニトールを投与し脳細胞の浮腫を軽減する方法があります．

不均衡による頭痛は透析導入期におこりやすいのです．早期に不均衡症状を発見するためには導入初期の患者さんの状態（とくに初期症状としての頭痛）に注意を払い，全身状態を注意深く観察する必要があります．

（保元裕一郎）

Q107 ショック状態をきたしたら，どうすればいいですか？

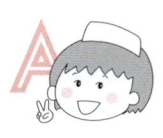

6. トラブル発生！

透析中に急激な血圧降下（ショック）をおこすことは，しばしば経験します．生命にかかわる事態に結びつくこともあり注意が必要です．

ショック状態ではただちに以下のような処置を行います．

①酸素吸入．

②除水の中止．状態により透析の中止．

③生理食塩水 100〜200 mL の注入．必要に応じて 10％NaCl や濃グリセリン（グリセオール®）の使用．

④昇圧薬の使用．

⑤意識状態の把握．嘔吐や誤嚥への対応．

⑥原因を特定するための情報を集める（採血，心電図など）．

もっとも多い原因は，透析による除水に伴う循環血液量の減少によるものです．透析導入後まもない患者さん，高齢者，動脈硬化性の心血管疾患を合併している患者さん，糖尿病腎症を原因疾患とする患者さんはとくに注意深く観察する必要があります．その他の原因としては，消化管出血などによる急激な貧血の進行，降圧薬の誤った服用，薬剤アレルギー（内服薬のこともあれば，透析中に使用する薬剤，抗凝固薬などのこともあります），感染症によるショックなどが考えられます．

（林野久紀）

6. トラブル発生！

Q108 胸痛を訴えたらどうすればいいですか？

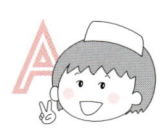

胸痛をきたす疾患は，心血管系をはじめとして多種多様であり緊急の対応が必要になることも少なくありません．胸痛を訴えたら，

①まずバイタルサインをチェック．

②空気誤入などがないか血液回路の確認．

③必要により透析条件の変更（除水の停止），もしくは透析の中止．

④酸素吸入，鎮痛処置．

⑤心電図モニター（12誘導心電図），SpO$_2$（動脈血酸素飽和度），採血など検査の施行．

これらを行い救命処置の体制も整えておきます．

胸痛の原因となる代表的な疾患には以下のようなものがあります．

(a)心血管系疾患：狭心症，心筋梗塞，心外膜炎（心嚢液貯留），解離性大動脈瘤，不整脈など．

(b)呼吸器疾患：肺炎，胸膜炎，気胸，肺塞栓症など．

(c)消化器疾患：胆石症，胆嚢炎，膵炎，逆流性食道炎など．

(d)その他：透析骨症などによる骨関節痛，帯状疱疹，筋肉痛，肋間神経痛など．

（林野久紀）

6. トラブル発生！

Q109 呼吸困難を訴えたらどうすればいいですか？

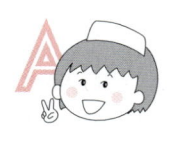

呼吸困難が続けば，患者さんは精神的な不安感をつのらせ，一刻も早い改善を望みます．とにかく患者さんを精神的に落ち着かせ，不要な不安感をつのらせないように，早急な対応を心がけます．

まず，血圧や心拍数などを測定し，担当医に報告するとともに，症状が軽くなる体位に患者さんを誘導しましょう．一般的には，腹部からの横隔膜への圧迫を軽減する起座位や，血圧低下時の下肢挙上位があります（図）．オキシメーターがあれば，血中酸素飽和度を担当医に報告し，その後の指示を受けます．

呼吸困難の原因は呼吸機能障害や心機能の低下によるものなど多様で，治療方法は原因疾患によって異なります．たとえば過換気による呼吸困難の場合は酸素投与は逆効果となります．

〔山本雅俊〕

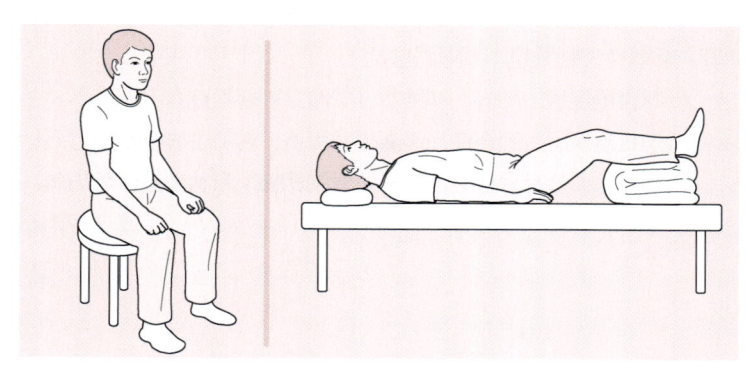

図　起座位と下肢挙上位

Q110 6. トラブル発生！ check!

不整脈がみられたらどうすればいいですか？

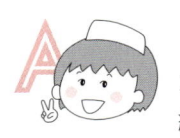

血液透析（HD）患者さんでは循環血液量や血清カリウム（K）値が急激に低下するため，HD 中や終了直後に不整脈の出現が多いものです．動悸や脈の欠損，息切れ，めまいなどの症状を認めたら（HD 中では除水を止め，血流量を 100 mL/分以下に下げ，血圧低下時は生理食塩液を補液後），標準 12 誘導心電図をとり不整脈を診断します．HD 中のこれらの処置により不整脈が改善する例が多く，酸素吸入も有効な場合があります．

不整脈の場合は心電図モニターで監視しますが，心房性期外収縮や心室性期外収縮（VPC）散発の場合は，通常除水速度を下げて HD 継続可能です．多源性 VPC や VPC 連発，発作性心房細動，心室頻拍の場合は抗不整脈薬（プロカインアミド，ジソピラミド，ベラパミル，ジギタリスなど）による治療が必要です．

不整脈が頻発する患者さんでは不整脈の誘因の是正を要します．血圧が高い場合，ドライウエイト（DW）を下げ降圧薬を調整します．低カリウム血症では透析液 K 濃度を 2.5～4.0 mEq/L に調整します．通常の HD で除水困難な場合，透析時間の延長，体外限外濾過法の併用，血液透析濾過法への変更などで DW を下げ，心臓の容量負荷を軽減します．

（篠田俊雄）

☞ 抗不整脈薬については Q181 を参照．

6. トラブル発生！

Q111 悪心や嘔吐を生じた場合はどうすればいいですか？

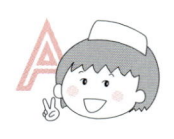

悪心や嘔吐といった消化器症状は，一般には，胃炎や感冒の症状として生じます．しかし，透析患者さんの場合は血行動態の変化による場合がまず考えられます．すなわち，血圧の変動による高血圧や低血圧，心拍数の異常（頻脈，徐脈，不整脈），呼吸状態の変化（過呼吸，低呼吸）などにより誘発されることが多いと思われます．そのため，

①バイタルサインの測定がまず必要です．血圧測定を開始するとともに脈拍測定や呼吸状態の観察をします．その際，吐物の性状や血液の混入などに注意し，気道閉塞や誤嚥をおこしていないか確認します．

②不整脈がみられれば心電図をとります．

③意識障害や神経学的所見（瞳孔異常や髄膜刺激症状，麻痺など）を伴う場合は，脳出血などの中枢神経系疾患の可能性もあるので，頭部CTやMRIをとる必要があります．

④腹痛も訴えていれば，イレウスなどの急性腹症を鑑別するために，血液検査や腹部X線，超音波，CT検査が状況により試行されます．

⑤吐血の場合は，消化管出血の診断のために緊急胃内視鏡検査が必要となります．

⑥透析時に薬剤投与中であれば，その副作用によることも考え，迅速に薬剤の投与中止をしなければなりません．

（船曳和彦）

Q112 6. トラブル発生！

発熱や悪寒はどういうときにおこるのですか？どう対応したらいいですか？

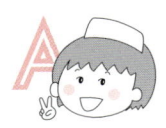

発熱の出現前には，悪寒・戦慄といって，体のふるえ，さむ気がみられるのが一般的です．悪寒の時期にはまだ体温は上昇していませんが，筋肉のふるえにより急激に体温が上昇することになります．

発熱は，一般的には，風邪とか尿路感染症などの急性感染症に伴ってみられますが，透析患者さんではそれ以外の要素がある点に注意します．

発熱はパイロジェンという発熱物質の存在によりおこります（☞Q113）．

とくに血液透析濾過法などの場合，代表的なパイロジェンであるエンドトキシンが高性能の透析膜から，逆拡散，あるいは逆濾過により血液側に流入されると，透析中ないし透析後に悪寒・発熱がみられます．このため透析液の清浄化は必須で，エンドトキシン除去フィルターの設置とエンドトキシン濃度の定期的な測定とフィルターの交換・管理，配管の消毒などが行われます．

透析操作においては不潔にならないように滅菌操作，消毒に留意することです．また急性の感染症が疑われる場合には，感染巣の鑑別が大切で，このために身体所見や検査が必要になります．炎症反応や白血球数，X線検査，血液培養などの検査を行い，感染巣が不明でも抗菌薬の投与が試みられることになります．

（北岡建樹）

6. トラブル発生！

Q113 パイロジェンとは何ですか？

パイロジェンは，生体内で体温上昇をひきおこしてしまう発熱物質のことをいいます．

パイロジェンには，体の中でつくられる内因性のものと，外から侵入する外因性のものがあります．このうち，一般に透析治療において問題となるのは，血液透析時に透析液から血中に入ってくる外因性のパイロジェンです．外因性のパイロジェンは，体内に侵入すると内因性のパイロジェンの産生を誘導して発熱をきたします．

代表的なパイロジェンとしてエンドトキシンがあります．これはグラム陰性桿菌の菌体成分であるリポ多糖類で，強い発熱作用をもっています．このエンドトキシンの断片は，透析膜の高性能化によって大きな分子が通過するようになったことから，透析液側から血液側へ移行するようになってきました．透析液中には種々のパイロジェンが存在している可能性がありますが，膜が高透過性となってきたため，これらの不純物が混入しないように透析液の高い清浄度が要求されるようになってきています．

（早川 洋）

☞ エンドトキシンについてはQ26も参照．

6. トラブル発生！

Q114 腰痛を訴えたら，どうすればいいですか？

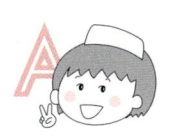

1. 腰痛をきたす疾患：

①脊椎に病変のある場合：外傷，椎間板ヘルニア，腰椎ねんざ，病的骨折，脊椎炎，変形性脊椎症（脊柱管狭窄症），骨粗鬆症，悪性腫瘍，関節リウマチ，腰痛症など．

②内臓疾患に起因する腰痛：腎・尿路の結石や腫瘍，腎盂腎炎，腎嚢胞の破裂や出血，腹部大動脈瘤，後腹膜の腫瘍や膿瘍，子宮内膜症，骨盤内感染，直腸疾患など．

2. 診断のポイント：

問診のポイントは，病歴や腰痛の程度，随伴症状などです．はっきりしたきっかけがあれば，腰椎ねんざ，椎間板ヘルニアなどを考えます．高齢者であれば，骨粗鬆症や脊椎転移癌による病的骨折もありえます．激しい痛みを訴えれば，悪性腫瘍や急性脊椎炎，骨折，脱臼，腹部大動脈瘤の解離進行時などが考えられます．下肢の痛みやしびれを伴えば，椎間板ヘルニアを疑います．

3. 治療方針：

①急性期：安静を第一とします．腰椎の安静には下肢を屈曲させて背中を若干丸めた側臥位がよいです．安静がとれないときにはさらし布や簡単なコルセットなどを着用し，内服および外用の鎮痛消炎薬を使用します．

②慢性型：作業動作の指導や腰椎固定装具（軟性コルセット）を着用させたり，腰痛体操や温熱療法などの理学療法をすすめます．

〔大石秀人，山﨑親雄〕

6. トラブル発生！

Q115 かゆみを訴えたらどうすればいいですか？どうしてかゆみを訴えるのですか？

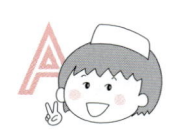

透析患者さんは，一般にかゆみを訴えることが多いのですが，これには発汗量の低下や角質水分量の低下による皮膚の乾燥，かゆみを誘発する物質の蓄積，異所性石灰化，二次性副甲状腺機能亢進症，皮膚の無機イオンやビタミンAの増加，透析膜などの人工物と血液の接触に伴う補体の活性化やサイトカインの産生など，さまざまな要因が考えられます．このため，決定的な治療法がなくて難渋することもしばしば経験します．

かゆみへの対策を大きく3つに分けて以下に示します．

①原因そのものへのアプローチ：透析量をふやす，高性能膜の使用や血液透析濾過の施行，二次性副甲状腺機能亢進症の治療，器材や薬剤の変更，などがあります．

②皮膚や環境に対するケア：入浴時に皮膚をこすりすぎない，低刺激性の肌着の着用，保湿薬によるスキンケア，部屋や透析液の温度を下げる（☞ Q80），などがあります．

③薬剤投与：抗ヒスタミン薬・抗アレルギー薬・精神安定薬の内服，抗ヒスタミン軟膏・ステロイド軟膏の塗布，透析時のグリチルリチン製剤や塩酸リドカインの静注，などがあります．　　（早川　洋）

☞ かゆみの薬物療法については Q183 も参照．

Q116 めまいを訴えたらどうすればいいですか？

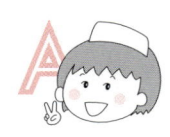

6. トラブル発生！

めまいは，明らかな回転性感覚を感じる回転性めまいと，立ちくらみやふらついた感じの非回転性めまいに分けられます．

①回転性めまい：良性発作性頭位眩暈症（げんうん），メニエール（Ménière）病，突発性難聴，前庭神経炎，脳幹・小脳の梗塞や出血，脳幹・小脳腫瘍，片頭痛など．

②非回転性めまい：高血圧，低血圧，起立性低血圧，不整脈，椎骨脳底動脈不全症，脳血管障害，脳腫瘍，頚椎症，心因性めまいなど．

まず，治療に急を要するかを判断することが大切です．問診で返答が不たしかであれば脳血管障害が疑われ，一刻も早く CT や MRI などの画像診断が必要です．血圧や心拍数，そのリズムにも注意が必要です．めまいの性質が回転性であるか否かと，随伴症状の有無は鑑別診断に役立ちます．回転性めまいで耳鳴や難聴があればメニエール病と突発性難聴，頭痛を伴えば小脳出血と片頭痛が考えられます．貧血はめまいを助長しますので，貧血の程度にも注意します．

緊急を要さない患者さんには，生命の危険はなくめまいは自然におさまることを説明します．その患者さんがめまいが弱くなると感じる頭位をとらせます．

（大石秀人，山﨑親雄）

6. トラブル発生！

Q117 四肢のしびれや痛みを訴えたらどうすればいいですか？

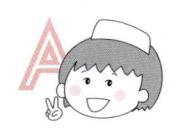

　　　四肢のしびれや痛みは，末梢神経から大脳皮質にいたる知覚経路の障害と四肢の循環に問題がある場合に生じます．

1. 末梢神経病変によるもの：糖尿病性神経障害，尿毒症性神経障害，ギラン・バレー（Guillain-Barré）症候群，栄養障害，薬物，手根管症候群（☞Q140）など．

2. 脊髄・脳の病変によるもの：外傷，椎間板ヘルニア，変形性脊椎症，脳血管障害，悪性腫瘍，破壊性脊椎関節症（☞Q140）など．

3. 循環に問題があるもの：スチール（steal：鎖骨下動脈盗血）症候群，静脈高血圧症，閉塞性動脈硬化症（☞Q141）など．

　しびれや痛みが，片側性か両側性か，対称性か非対称性かということは大切なことです．手袋・靴下型の対称性のしびれや痛みは糖尿病性神経障害や尿毒症性神経障害でみられます．半身のしびれや痛みは，脳血管障害や脳腫瘍などでみられます．脊髄病変ではその高さにより症状は多様です．

　原因疾患によりますが，末梢神経障害や脊椎症に対してはメコバラミン（メチコバール®など）を投与します．　　　（大石秀人，山﨑親雄）

Q118 耳鳴を訴えたらどうすればいいですか？

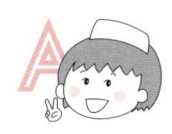

6. トラブル発生！

耳鳴をきたす主な疾患は，老人性難聴，騒音性難聴，突発性難聴，メニエール（Ménière）病，聴神経腫瘍，高度の貧血，高血圧，低血圧，薬物の副作用などです．

問診のポイントを以下に示します．

①耳鳴のある側．

②耳鳴の持続性．

③耳鳴に影響がある因子の有無．

④随伴症状．

老人性難聴や騒音性難聴は，病歴から診断は容易です．めまいや難聴を伴えば，突発性難聴とメニエール病が考えられます．全身性内科疾患の一症状の耳鳴なのか，耳鼻科的な疾患によるものなのかの鑑別が大切です．MRSA感染症に使われるテイコプラニン（タゴシット®）や塩酸バンコマイシンの過量投与では耳鳴が出現します．血中濃度が適切かどうかの注意が必要です．

突発性難聴などの急性の難聴に伴ってあらわれる耳鳴では，難聴が軽快するにつれて耳鳴も軽快し消失します．

原因がはっきりせず，いつとはなく始まる慢性の耳鳴は治療に抵抗する例が多いです．治療の目的を耳鳴の消失に求めず，不快な感覚の軽快を目標とします．

（大石秀人，山﨑親雄）

Q119 不眠を訴えたらどうすればいいですか？

6. トラブル発生！

不眠は，症状により，入眠障害，中途覚醒，早朝覚醒に分けられます．

不眠にはさまざまな原因が関与している可能性があるので，安易に睡眠薬で対処しないよう指導する必要があります．まず，原因となっている身体的な問題［レストレス・レッグズ（むずむず脚）症候群など］がないか検討し，その改善をはかります．不適切な労働環境や生活習慣の影響による生理学的不眠もあります．また，精神医学的不眠や服薬している薬剤およびアルコール，ニコチン，カフェインなどによる薬理学的不眠の鑑別をします．このような原因を明らかにした上で，慢性不眠患者に対しては，患者の訴えに十分に耳を傾けたカウンセリングやリラクゼーション療法が有効に作用することもあります．

しかし，患者さんの QOL の改善が必要と判断される場合は，薬物療法も検討しなければなりません．この場合，透析患者では薬剤の消化管での停滞時間が遅延しやすく，透析性のある薬剤も少ないため最少量（常用量の2分の1以下）から投与することが望まれます．とくに高齢者では長時間作用型は避けるべきです．もちろんアルコールとの同時使用は禁止しなければなりません．　　　（船曳和彦）

睡眠導入薬については Q182 も参照．

6. トラブル発生！

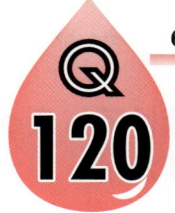

Q120 シャント不全の主な原因にはどんなものがありますか？その対策にはどんな方法がありますか？

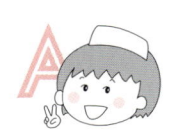

透析シャントは維持血液透析を行っている患者では命綱です．血液透析中，1分間に150～200 mLの血液が透析器（ダイアライザー）へと導かれない場合がシャント不全です．その主な原因を以下に示します．

①低血圧や透析中の血圧低下．
②血液凝固能亢進による血栓形成．
③シャント部の圧迫による血流の低下・途絶．
④動脈硬化の進展．
⑤シャント血管の長期使用による血管狭窄．
⑥シャント感染治癒後の血管狭窄．
⑦凝血や異物の混入など．

まずは，シャント不全を予防することが大切で，早期発見のため血流を確かめる必要があります．また，シャントの圧迫を避けるための工夫が必要です．たとえば，シャント側の腕には，重い物をぶらさげない，手枕をしない，血圧測定をしないことです．シャント肢の運動をすすめ，寒冷刺激は避けるよう指導します．穿刺部位はできるだけ毎回変え，透析中の血圧下降も予防します．

シャント不全の徴候がみられれば，シャント血管造影およびPTA（経皮的血管形成術）が施行されることもあります．シャント閉塞が血栓の場合には，吻合部のマッサージならびに局所を保温し，血栓溶解薬の投与を行っても無効な場合は，シャント再建術が必要となります．

（船曳和彦）

6. トラブル発生！

Q121 静脈穿刺針が透析中に抜けてしまったらどうすればいいですか？

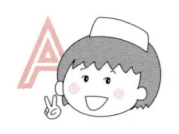

血液透析中は，毎分 200 mL 前後の血液流量が体外循環しているため，血液がその回路外に出ることは致命的な危険な状況になることがあります．体位交換などで回路がひっぱられて抜針したり，意識状態が低下している患者さんや血液透析の理解の乏しい患者さんでは突然自己抜針することもあります．

動脈穿刺針が抜ければ針から空気を吸い込むため，気泡検知器によりポンプは止まり，回路はクランプされます．

静脈穿刺針が抜針された場合，静脈圧の下限を 0 mmHg 以上にセットしておけば警報がなりポンプは停止します．しかし，0 mmHg 未満にセットしてあるとポンプは停止せず，気がつくまで出血が続いてしまい，患者さんはショック状態におちいることもあります．

できるだけすばやくポンプを停止後，抜針部の止血をはかり，短時間内にほかの静脈穿刺部位を探します．時間を要する場合は，血液回路の凝固を防ぐため一時的な血液回路内でのリサーキュレーションを施行しておきます．この間，患者さんのバイタルサインに十分配慮するのはいうまでもありません．

血液透析が終了される場合には動脈穿刺針側から返血も可能ですが，貧血や感染など患者さんの状態を十分考慮する必要があります．

（船曳和彦）

6. トラブル発生！

Q122 透析中，患者さんが便意を訴えた場合はどうすればいいですか？

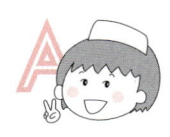

透析患者さんは，元来，便秘傾向の場合が多いのです．それが透析中に便意を訴える場合は次のような病態が考えられます．対処法をそれぞれ示します．

①透析中の過除水：透析中に過除水となった場合に，血圧低下とともに腸管の虚血症状として便意を訴えることが多くあります．ときに便意が血圧低下に先行することもあります．除水を止め，血圧低下時には生理食塩液を補液します．湯たんぽなどで腹部を暖めることも有効です．改善しない場合は②の場合と同様に排便処置を行います．

②不適切なタイミングの緩下薬投与：便秘に対し緩下薬（☞Q172）が投与されている患者さんで，透析中にその効果がでる場合があります．この場合は便意を止める手だてがないので，床上での排便，または透析を一時中断してトイレでの排便を行います．床上排便の場合は重量を測定し，トイレ中断の場合にはその前後で体重を測定し，排便量の分除水量を減じます．症状がたび重なる場合には緩下薬の投与時期を変更して，透析中に便意を催さないようにします．

③急性大腸炎の合併：排便処置は②と同様で，止痢薬を処方します．

（篠田俊雄）

6. トラブル発生！

Q123 透析液の濃度異常が生じた場合はどう対処すればいいですか？

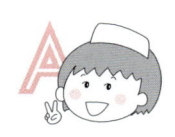

透析液濃度異常の原因には，透析液供給システムの故障や透析液原液の作成ミスなどがあります．濃度異常が疑われた場合には，ただちに透析を停止し，透析液のナトリウム（Na）濃度や浸透圧の測定をします．

Na濃度が120 mEq/L以下では血圧低下や頭痛，けいれん，意識障害，溶血などが出現します．溶血した血液は透明な赤ワイン色となり貧血や高カリウム血症を合併します．Na濃度が高い場合は血圧上昇や頭痛，口渇，けいれん，意識障害などがみられます．

異常な濃度の透析液が流れてしまった場合は，すみやかに次の手順で対処します．

①血液流量を下げてダイアライザーから透析液ラインを外す．

②溶血している場合は生理食塩液で置換しながら回路内血液を廃棄し，再開に備える．

③正常濃度の透析液が供給され，透析装置内部も置換されたら，透析を再開する．

なお血圧低下などにより生理食塩液を補液する際は，溶血した血液を体内に注入してしまう危険を避けるため血液ポンプは使用せず動脈側カニューラへ向けた逆行性の補液を行います．溶血が著しい場合は血漿交換を要します．個人用透析装置ではNaやK, Caなどの電解質を調整する場合があります．KやCaの異常はコンソールの濃度計で監視できないので，透析前のNaと浸透圧測定に加え，調整した電解質の濃度を必ず測定します．

（山家敏彦，篠田俊雄）

6. トラブル発生！

Q124 透析液の温度異常が生じた場合はどう対処すればいいですか？

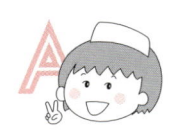

　透析液温度は、コンソール内部のヒーターで調整されています。透析液の温度異常の原因は、透析液供給装置から供給される透析液の温度が低い場合やコンソールのヒーター機構の故障などが考えられます。透析液温が高いと発汗や体温上昇、血圧低下などがみられ、43℃以上では、溶血の危険があります。低温の場合は、悪寒や体温低下などが生じますが、透析中の血圧低下防止のために意図的に低温に設定することもあります。透析液の温度異常は、コンソールの警報（上限41℃で警報発生）や患者さんの自覚症状で発見されますが、ダイアライザーに触れたときの温度感覚でも判断可能です。高温透析液がダイアライザーに流れてしまったら、以下の手順で対処します。

①血液流量を下げる．
②ダイアライザーから透析液ラインを外し、ダイアライザー内の透析液を排出する．
③体外循環はそのまま維持する（冷却目的）．
④透析液温をアルコール温度計で実測．
⑤溶血がおきていないかを確認．
⑥正常温度の透析液で再開．

　低温透析液の場合は、血液流量を下げ、正常温度の透析液が供給可能になるまで待機します。復旧に時間がかかるときは、静脈側回路に加温コイルを接続し、恒温層による温度調節に切り替えて透析を続行することも可能です。

（山家敏彦，篠田俊雄）

6. トラブル発生！

Q125 除水誤差を発見した場合はどうすればいいですか？

1. 透析中に除水誤差（除水速度設定の誤り）に気づいたとき：

①除水過剰：ただちにいったん除水を止め，バイタルサイン（意識・呼吸状態，血圧，脈拍など）をチェックします．バイタルサインに異常があれば，ただちに担当医師に報告します．バイタルサインに問題がなければ，除水速度を正しく再設定後，除水を再開します．

②除水不足：除水速度を再設定する必要があります．担当医師に報告し，残り時間で安全に除水が行えるかどうかの指示を受けます．単位時間に過剰な除水がかからないように，場合によっては透析時間の延長が必要かもしれません．

2. 透析後の体重測定時に除水誤差に気づいたとき： 担当医師に除水誤差量，バイタルサインを報告し，追加除水もしくは補液などが必要かどうかの指示を受けます．次に，除水設定がまちがっていなかったか，透析前の体重測定に問題がなかったか，など，誤差が生じた原因について検討します．また，透析監視装置の作動異常の可能性も考える必要があるかもしれません． （山田和弘，藤元昭一）

☞ 透析時間については Q50 を参照．

Q126 地震，火災，停電になったらどうすればいいですか？

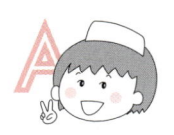

6. トラブル発生！

1. 大規模地震，火災の場合：重要なのは，透析をいかにすみやかに終了し患者さんを避難させるかです．このため通常の回収方法とは異なり，大人数の人を，早く体外循環から離脱させることが求められます．通常は生食などを用い返血しますが，緊急離脱の場合は循環ポンプを止め，残血がある状態で離脱させます．具体的には，

①鉗子を動脈・静脈ラインに2ヵ所かけ，チューブをその鉗子の間で切断します．

②止血に時間を要するため，針は患者さんの血管内に留置したまま避難し，安全が確保された時点で抜針，止血をします．

③多人数を迅速に緊急離脱させるためには，ベッドサイドに緊急離脱セットを用意し，日常生活能力の高い患者さんには自力離脱を教育することも大切です．

2. 停電の場合：緊急避難をしなくてよいことが多く，必ずしも緊急離脱は行いません．現在のコンソールのほとんどが内蔵バッテリーを装備しているため，コンソールごとのバッテリー駆動時間は異なりますが，通常回収をできるだけの時間的余裕はあります．また，血液ポンプを手動で回すクランプなども装備されており，バッテリー切れになっても人力回収が可能です．電力が迅速に回復するかどうかわからないような場合は針を残したまま生食回収をし，回復がみこめないと判断した時点で針を抜去することが望ましいです．

（斎藤　修，奥田健二，草野英二）

7. 合併症とその対策

Q127 透析で生じやすい合併症にはどんなものがありますか？

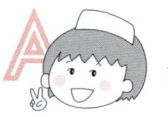

透析患者さんの合併症には，生命予後にかかわる合併症と，QOL を低下させる合併症があります．

1. 生命予後にかかわる合併症：日本透析医学会「わが国の慢性透析療法の現況」2001 年末報告によると，透析者の死亡原因の第 1 位は心不全，第 2 位は感染症，第 3 位は脳血管障害です．心不全の原因は，水分管理の失敗以外に，冠動脈疾患の関与があげられます．第 3 位の脳血管障害とあわせて動脈硬化性疾患が生命予後を左右する重要な合併症です．透析患者さんの動脈硬化病変は透析導入までにかなり完成されていることが多く，透析導入時点でのこれらの適正な評価（冠動脈造影，頭部 CT, MRI），および治療（経皮経管的冠動脈再建術，冠動脈バイパス術）が重要です．また透析導入後は適正なカルシウム（Ca），リン（P）代謝のコントロールで血管石灰化を介した動脈硬化病変の進展を抑制することが可能です．その意味で二次性副甲状腺機能亢進症の治療も重要です．

死亡原因第 2 位の感染症については，栄養状態を改善し透析患者さんの免疫力を高めるのが一番実現可能かつ有効な手段です．免疫力を適正に評価する有効な指標はありませんが，疫学的に栄養状態改善による免疫力向上の有効性が知られています．しかし，栄養状態を改善すること（すなわち食事量をふやすこと）と水分管理を適正にすることは根本的に両立しがたく，現行の透析方法では限界があります．透析方法の進歩〔透析膜の改良による未知の免疫抑制物

質除去,在宅透析による適正な水分管理,HDF(血液透析濾過)の普及など]が透析患者の免疫力改善に寄与するか否かは今後の検討課題です.

2. QOLを低下させる合併症:QOLを低下させる合併症に,かゆみと便秘,そして長期透析患者さんには骨病変があります.

①かゆみ:直接生命予後にかかわりませんが,本人にとっては深刻な問題です.透析患者さんの皮膚は乾燥状態であり治療は保湿を基本とします.皮膚科専門医へのコンサルトも必要です.

②便秘:自律神経機能異常とともに水分除去という透析行為そのものによることを再認識する必要があります.浸透圧性下剤(D-ソルビトールなど)の有効性も報告されていますが,実際上治療に難渋します.

③腎性骨異栄養症:透析患者さんの高齢化と重なりきわめて深刻です.早期からのCa・P代謝異常の是正と,副甲状腺機能の評価,整形外科治療への移行のタイミングが重要です.

(金子哲也,椿原美治)

7. 合併症とその対策

Q128 虚血性心疾患の原因は何ですか？どういう治療法がありますか？

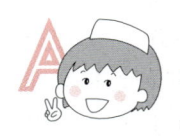

透析患者さんの死亡原因の第1位は心疾患で，心不全と虚血性心疾患（心筋梗塞）で全体の3割を占めます．近年，急性心筋梗塞や不安定狭心症などの急性心筋虚血を急性冠症候群という概念でとらえるようになりました．急性冠症候群は冠動脈の粥腫（プラーク）が破綻し血栓形成のため血流が途絶または低下することで発症します．腎不全では糖代謝異常，脂質代謝異常［酸化LDL（低比重リポ蛋白）の増加，HDL（高比重リポ蛋白）コレステロールの低下，Lp(a)の増加など］，血中ホモシステインの増加がありプラーク形成に関与します．また，カルシウム・リン代謝異常も冠動脈硬化に関係しています．さらに透析患者さんには基礎疾患に糖尿病や高血圧があることが多く，貧血やシャントによる心負荷も関与しています．プラークは透析中は除水や交感神経系の亢進による血圧の変動により破綻しやすい状態になっています．

①内科的治療：硝酸薬や低用量のアスピリン，β遮断薬，ACE阻害薬（アンジオテンシン変換酵素阻害薬），アンジオテンシンⅡ受容体拮抗薬などの投与が行われます．再疎通療法としては，血栓溶解療法，PTCA（経皮的冠動脈形成術），ステントの挿入などが行われます．また，石灰化の強い病変にはロータブレータが用いられることがあります．

②外科的治療：3枝病変や左主幹部病変には冠動脈バイパス術が施行されます．

（杉山　敏，村上和隆）

7. 合併症とその対策

Q129 透析を受けていると腎臓や胃, 腸に癌ができやすくなるのですか?

透析患者さんでは, 一般の人にくらべて悪性腫瘍の発生頻度が高いといわれています. 悪性腫瘍が発生する部位は, 日本では消化器系（胃, 結腸, 直腸など）が半数を占め, 腎臓がそれに続き, 甲状腺や肺, 肝臓, 膀胱などが報告されています. 消化器系の悪性腫瘍は一般人でも多くみられます. しかし, 腎癌は萎縮した腎にできる囊胞から発生することが多く, 一般人とくらべるとその発生頻度は著しく高いことがわかっています.

また, 日本透析医学会の2002年末の調査によると悪性腫瘍は透析患者さんの死因の8.5％を占めています. しかし, 透析をうけると癌ができやすい, つまり, 透析という治療手段が悪性腫瘍の原因になっているかどうかについては明らかな証拠はありません. 透析導入前の1年間に発生する悪性腫瘍もけっこう多く, 保存期の時期からの腎不全の病態そのものの影響があるといわれています. また, 透析患者さんの悪性腫瘍発生の原因として, 免疫能の低下, 尿毒症毒素の蓄積, 発癌物質の体外への排除低下などがあげられていますが, これらは腎不全の病態や透析療法の機能的な限界によるといえます. いずれにせよ透析患者さんに悪性腫瘍が多いことは事実であり, 日常の臨床の場での注意が必要です.

（高光義博）

7. 合併症とその対策

Q130 腎性骨異栄養症とは何ですか？どうしておこるのですか？どういう治療法がありますか？

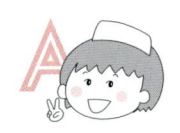

腎性骨異栄養症とは，腎不全に伴う骨代謝異常症の総称で，腎性骨症または透析骨症ともいわれます．症状としては，骨・関節痛や骨格変形をきたし病的骨折の危険因子となります．患者さんの ADL や QOL を低下させ，社会復帰の妨げとなるため早期から適切な管理が必要となる合併症の1つです．腎性骨異栄養症は，その病態から，線維性骨炎，骨軟化症，両者の混在したもの，無形成骨に大きく分かれます．

1. 病態：透析患者さんにおける骨病変の発生・進展にはさまざまな因子がからみ合っていますが，腎機能障害によるリン（P）排泄低下と，それに伴う血清 P 値の上昇やビタミン D の活性化障害が，主な原因と考えられます．活性型ビタミン D の低下によりカルシウム（Ca）の腸管吸収が低下し低カルシウム血症となります．

①線維性骨炎：低カルシウム血症および高リン血症により副甲状腺ホルモン（PTH）の分泌が刺激されると，二次性副甲状腺機能亢進症となる結果，骨の代謝は回転が亢進し，線維性骨炎となります．

②骨軟化症：活性型ビタミン D の欠乏やアルミニウム（Al）の骨への沈着が原因となる類骨の石灰化障害です．アルミニウム骨症は P 吸着薬として使用されていた Al 含有剤の服用や，不十分な水処理の結果として透析液中に残存した Al による Al 中毒の一症状としてあらわれます．

③無形成骨：骨の健全な代謝を保つために必要な PTH が分泌さ

れない相対的副甲状腺機能低下によって生じる病態です．ビタミンD製剤やCa製剤の過剰投与による，過度の副甲状腺機能の抑制も一因ですが，透析導入年齢の高齢化，糖尿病腎症由来の導入患者がふえるに従い多く認められるようになってきました．

2. 治療法：線維性骨炎に対する治療は，Ca値の補正，Pの蓄積防止，活性型ビタミンDの補充が基本となります．食事によるP摂取制限，腸管でのP吸収を抑制するためP吸着薬（炭酸カルシウム，塩酸セベラマー）を使用するほか，活性型ビタミンDの経口または経静脈的補充療法が行われます．しかし，内科的治療に抵抗する患者さんに対しては経皮的に副甲状腺内にエタノールを注入する経皮的エタノール注入療法（PEIT）や副甲状腺摘出術が行われます．

Al骨症に対してはデフェロキサミン（デスフェラール®）の投与を行いますが，透析患者に対するAl含有剤の使用が禁止されるようになってから新たな発症は激減しています．

無形成骨に対する確立した治療法はありませんが，高カルシウム血症による過度の副甲状腺機能の抑制をきたさないようにビタミンDやCa製剤の投与量を見直す必要があります．

（飯田里菜子，中山昌明）

☞ 本症治療薬については 166 も参照．

7. 合併症とその対策

Q131 高リン血症とは何ですか？どうしておこるのですか？

　　　　　高リン血症とは血液中のリンが高値であることです．

　　　　　慢性腎不全では腎からのリンの排泄低下のため高リン血症を呈します．高リン血症は腎機能障害の増悪因子であり，保存期にも十分なコントロールが必要です．

　また高リン血症は副甲状腺ホルモン分泌を亢進させ，二次性副甲状腺機能亢進症による腎性骨異栄養症を助長します．

　血清カルシウムと血清リンをかけた Ca×P が 55 以上だと異所性石灰化を生じやすいとされています．血管に異所性石灰化がおこれば動脈硬化がすすみ，心血管系疾患の危険因子となります．透析患者の血清リンは 5.5 mg/dL 未満にコントロールすることが望ましいのです．

　リン吸着薬としては炭酸カルシウム，塩酸セベラマー（レナジェル®，フォスブロック®）があり，通常食前に投与します．食事の蛋白摂取量が多いとリン摂取量も増加します．高度の高リン血症がある患者ではリン（蛋白）制限を要することもあります．　　（水入苑生）

7. 合併症とその対策

Q132 高カリウム血症とは何ですか？どうしておこるのですか？

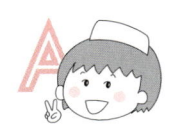

高カリウム血症とは血清カリウム（K）が高値（5.0 mEq/L 以上）であることです．原因を示します．
①カリウムの過剰摂取あるいは投与．
②腎からの排泄障害．
③細胞内外の移動．

Kは生野菜や果物などに多く含まれ，通常の人はKを1日3,000 mg程度摂取しています．腎機能が正常であればその90%が尿中に排泄されるため問題ありません．しかし急性腎不全や慢性腎不全の患者では容易に高くなります．

集合尿細管からK排泄をしているのはアルドステロンという副腎皮質ホルモンです．糖尿病や間質性腎炎ではアルドステロンが低値であり，高カリウム血をきたしやすいとされています．

Kの過剰投与は，保存血輸血や，Kの含まれている輸液薬投与の際に問題となります．Kは細胞内に多く存在し細胞外には少ないのですが，血液のpH（ペーハー）が酸性であると細胞内から細胞外（血液中）に移動し，高カリウム血症を生じます．腎不全では酸性物質がたまり（アシドーシス），血液が酸性となっているため高カリウム血症になりやすいといえます．

Kの細胞内外の差により細胞膜電位が形成されています．細胞外のKイオンが増加するとその電位が少なくなり，興奮閾値に近づき，興奮しやすくなり，致死的な不整脈をおこします． （水入苑生）

☞ 高カリウム血症治療薬については Q175 を参照．

7. 合併症とその対策

Q133 iPTHの値と副甲状腺機能とは関係ある，というのはどういうことですか？

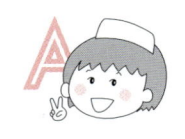

　　　　副甲状腺の働きは，血液中のカルシウム（Ca）イオンを一定に維持することです．Caイオンが低下すると，副甲状腺は副甲状腺ホルモン（PTH）を分泌し，PTHは骨からCaを血液中に動員することでCaイオンを上昇させます．逆にCaイオンが上昇すると，副甲状腺はPTH分泌を減らし，Caイオンは低下します．つまり，PTHの値は副甲状腺機能そのものであるといってもいいでしょう．PTH値を示す方法にはいくつかの種類がありますが，現在もっとも一般的に用いられているのがインタクトPTH（iPTH）です．

　iPTHは副甲状腺ホルモンのC端の39-84番目のアミノ酸とN端の7-34番目のアミノ酸を認識する抗体を用いた測定法であり，かつて頻用されたC-PTHにくらべ，腎不全状態でも蓄積しにくいという特徴があります．厳密にはiPTHの値には体内で作用しにくいPTHの断片も含まれていることがわかっており，最近では有効に作用するPTHのみを測定するWhole PTH測定法™という方法も用いられるようになってきました．しかし，現時点ではやはりiPTHを用いるのが主流です．

　長期透析の患者さんは副甲状腺機能亢進状態にあることが多く，また近年逆に副甲状腺機能低下状態の患者さんもふえています．患者さんの骨をすこやかな状態に維持するためにも定期的にiPTHを測定し副甲状腺機能を評価することが重要です．　（和泉雅章，高光義博）

☞ iPTHについては Q154 も参照．

Q134 副甲状腺摘出術の適応とは具体的にどういうことですか？

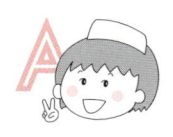

7. 合併症とその対策

透析患者さんの副甲状腺機能亢進症が，リン（P）の摂取制限や薬物で管理できなくなると，副甲状腺摘出術（PTX）が選択されます．つまり，著しいPTH（副甲状腺ホルモン）高値があって，高カルシウム血症や高リン血症がある患者さんが適応になります．具体的には，iPTH 500 pg/mL 以上で，Ca 10.5 mg/dL 以上あるいは P 6.0 mg/dL 以上が1つのめやすになります．とくに血管の石灰化が強い患者さんでは，これ以上石灰化を進行させないためにも積極的に PTX を考慮したほうがよいでしょう．

またエコーで副甲状腺を観察することも重要で，最大の腺の長径が1 cm を超えている場合は，薬剤で一時的に PTH が低下しても最終的には管理できないことが多く，早めに PTX を検討すべきです．

透析患者さんの副甲状腺機能亢進症の薬物療法は，最近市販された塩酸セベラマー以外は Ca と P の積（Ca×P）を上昇させることが多いため，必要以上に内科的治療にこだわって血管石灰化を促進させて生命予後を悪くすることのないように注意が必要です．また，全身状態が悪いなどの理由で PTX の手術が困難な患者さんでは，副甲状腺を穿刺してエタノールやビタミン D を注入する局注療法も検討すべきです．

（和泉雅章，高光義博）

7. 合併症とその対策

Q135 透析の終了近くに腹痛がみられる患者さんがいます．どうしてですか？

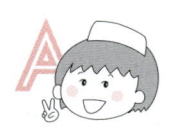

透析中，ことに透析終了近くには除水により循環血液量が減少しています．そのため腸間膜動脈の虚血が生じ，腹痛がみられることがあります．

透析中や透析後2時間以内の虚血による腹痛（abdominal angina）は，このような虚血性大腸炎の症状であることが多いとされています．虚血性大腸炎は腸管の血行障害に起因する疾患で，動脈硬化の高度な高齢者や糖尿病腎症透析患者に多いといわれています．また透析中の低血圧や便秘も誘因となります．

突然の腹痛に続いて下血が認められ，悪心や嘔吐などイレウス症状を呈し，腹部X線では大腸の走行に従った母指圧痕像を示すガス像を呈します．

透析患者の虚血性大腸炎は腸管の壊死や穿孔を生じることが多く急性腹症として緊急手術の必要なこともあります（☞Q139）．高齢者や糖尿病患者では下部消化管穿孔があっても腹痛が軽度のこともあり，透析中の腹痛は軽視できません．

（水入苑生）

7. 合併症とその対策

Q136 なぜ高血圧がおこるのですか？どういう治療を行いますか？

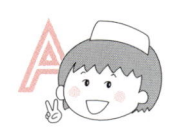

透析患者の高血圧の原因を大別して示します：
①体液量依存性高血圧．
②レニン・アンジオテンシン・アルドステロン依存性高血圧．
③エリスロポエチン（EPO）療法による高血圧．

頻度的には①によるものがほとんどで，腎からNaや水が排泄されにくいために，体内にNaや水がたまり，細胞外液量や循環血漿量が増加し血圧が高くなります．したがって，透析により除水すれば血圧が下がります．目標体重（ドライウエイト）が高く設定されていれば透析後も高血圧は持続します．

②による高血圧では，除水により循環血漿量が減少するとレニン-アンジオテンシンⅡ濃度は高まり血圧はさらに高くなります．つまり，このタイプでは透析後さらに血圧が高くなります．

③はEPO投与後に貧血の改善に伴い発症あるいは増悪する高血圧で，最近みられるようになりました．

治療はまず目標体重設定を正しく行い透析間体重増加のめやすを1.5 kg以内とした十分な体液管理を行います．日本腎臓学会食事療法ガイドラインで血液透析患者には食塩は0.5 g/kg/日（残存尿量100 mLにつき0.5 g/日増加可），食事外水分は15 mL/kg/日（残存尿量分の増加可）を勧めています．それでも血圧がコントロールできなければ降圧薬を用います．降圧は140/90 mmHg未満を目標とします．急に下げると起立性低血圧によるめまいや立ちくらみの原因となるので緩徐な降圧が望ましいといえます． （水入苑生）

7. 合併症とその対策

Q137 なぜ貧血がおこるのですか？どういう治療をしますか？治療目標値はどのくらいですか？"エポ"とは何のことですか？

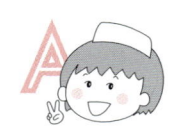

"エポ"とはエリスロポエチンの略称で，赤血球の分化・増殖に中心的な役割を果たす造血因子です．エポは1977年再生不良性貧血患者の尿から精製され，1984年に遺伝子構造が明らかにされました．最近，エポは造血因子だけではなく，神経細胞死を保護する神経栄養因子としての働きもあることが明らかにされています．

エポは，腎臓がそのほとんどを産生しているために，腎不全ではエポの産生が低下します．そのため，ほとんどの腎不全患者さんは貧血をきたし，これを腎性貧血とよびます．腎性貧血の主因は，腎臓でのエポ産生低下ですが，そのほかに尿毒症による赤血球寿命の短縮や赤血球産生の抑制なども影響しています．

腎性貧血は，透析療法だけでもある程度改善しますが十分ではなく，遺伝子組み換えヒトエリスロポエチン製剤の投与により治療します．日本では1990年に透析患者の腎性貧血治療薬として臨床使用が承認され，現在では保存期腎不全患者にも使用できます．使用可能なエポ製剤はエポエチン・アルファ（エスポー®）とエポエチン・ベータ（エポジンS®）で，現在80％以上の透析患者さんに使用されています．力価や投与方法は同じで，血液透析では毎透析終了時に1,500〜3,000（最大週9,000）単位を静注し，保存期腎不全や腹膜透析では6,000〜12,000（最大月24,000）単位を1〜2週間に1回皮下注します．急激な貧血の改善は，脳出血や高血圧性脳症などの報告があり，注意が必要です．

また，貧血の改善には透析液の清浄化が必要で，エンドトキシンなどの高い透析液では貧血が進行してしまいます．10～20％にエポ投与に十分反応しないエポ抵抗性貧血を認め，主な原因として鉄欠乏や慢性炎症，栄養不良，悪性腫瘍などがあります．鉄欠乏がもっとも多く，鉄飽和度（血清鉄/総鉄結合能）20％以下，血清フェリチン100 ng/mL以下では鉄剤の投与を必要とします．

　治療目標値は，日本では生命予後の結果などからヘモグロビン（Hb）10～11 g/dL，ヘマトクリット（Ht）30～35％が推奨されています．ちなみに欧米のガイドラインでは，Hb 11～12 g/dL, Ht 33～36％です．以前は，酸素運搬効率のもっともよいHt 30％を目標に投与計画が立てられていましたが，脳や心臓などの臓器機能の面からは少し高い値の方がよいことが明らかとなっています．

〔松村　治〕

7. 合併症とその対策

Q138 どうして動脈硬化がおこるのですか？判定のしかたと対策はどういうものですか？

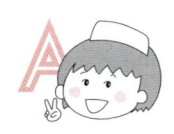

動脈硬化は血管壁の肥厚・硬化により血管内腔の狭小化をひきおこし末梢組織の血行障害の原因となります．動脈硬化は以下の3種に分けられます．

①大血管とその分枝に脂質沈着を伴っておこる粥状動脈硬化症：高脂血症，とくに血管内腔に侵入したマクロファージに酸化LDLが貪食され，泡沫化したマクロファージからサイトカインが放出されTリンパ球の活性化や平滑筋細胞の遊走がおこり病変を進行すると考えられています．粥状硬化により血管が脆弱化し大動脈瘤が形成されることがあります．

②四肢などの筋型動脈の中膜に石灰沈着をおこすメンケベルグ（Mönckeberg）型動脈硬化症：中膜へのカルシウム（Ca）の沈着によりおこり，糖尿病患者でよくみられますが，透析患者ではCaやP（リン）の代謝異常が関係します．

③細動脈硬化症：加齢や高血圧などでみられ血管の肥厚を伴います．

診断はCTやMRI，MRIアンギオグラフィ，超音波，脈波伝達速度（PWV），ABI（上腕/足背動脈血圧比）などにより行われます．

治療は，高血圧や喫煙，高脂血症などの危険因子の管理，食事療法，抗血小板薬，抗凝固薬，プロスタグランジン製剤による薬物療法，LDL（低比重リポ蛋白）吸着，バイパス術などがありますが，透析患者ではCaやPのコントロールが大切です．

（杉山 敏，村上和隆）

7. 合併症とその対策

Q139 虚血性腸炎の原因は何ですか？ どういう治療法がありますか？

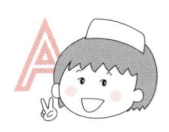

　　虚血性腸炎は大腸の血管の血流が障害されることによりおこります．このため虚血におちいった腸に潰瘍や粘膜出血，浮腫，炎症，激しいときには壊死や穿孔が生じます．

　動脈硬化症や糖尿病，高血圧，心疾患などの基礎疾患をもっている透析患者さん，とくに高齢や長期の透析患者さんでは血管壁の肥厚や硬化，石灰沈着のため血流障害を合併していることが多く，便秘や透析中の血圧低下などがきっかけで血流がさらに低下し虚血性腸炎が発生します．主な症状は腹痛や下血，水様性下痢です．腹痛は透析中や透析後に多くみられます．そのほかの症状としては悪心や嘔吐，発熱などがあります．

　虚血性腸炎の治療は，絶食や輸液，抗菌薬投与などの保存的な治療が主になります．輸液は脱水や電解質異常を補正するために，抗生物質の投与は大腸からの二次感染を予防するため行います．透析時の抗凝固薬としてはメシル酸ナファモスタット（フサン®）や低分子ヘパリンを用います．軽症であればこれらの治療でほとんどが改善します．重症例では壊死した大腸を手術により切除しますが，透析患者さんの手術成績はよくありません．このため，透析中や透析後の腹痛や下血などの症状に注意して，早く見つけることが大切です．

（高光義博）

7. 合併症とその対策

Q140 透析アミロイドーシスとは何ですか？どのように診断・治療するのですか？

透析アミロイドーシスは，長期透析の重大な合併症の1つです．

腎不全患者さんでは，分子量11,800の低分子量蛋白であるβ_2ミクログロブリン（β_2MG）が，腎臓で代謝されないため，血液中に健常人の10～40倍の高濃度で存在します．そのことが，発症の基本的な背景にあります．高濃度のβ_2MGは，その構造が変化して細線維状の集合体（アミロイド細線維）となります．アミロイド細線維は，全身の骨・関節の滑膜組織へ好んで沈着します．この点が，AL型，AA型など他のアミロイドーシスとは異なる臨床的特徴です．骨・関節の滑膜組織に，アミロイド細線維が沈着すると，そこへ単球やマクロファージが浸潤し，骨吸収性のサイトカインを産生して，骨・関節の破壊へと進展します．その結果，患者さんは関節痛や運動機能障害をおこし，日常生活のQOL（生活の質）が著しく低下します．透析アミロイドーシスは，手根管症候群やばね指，破壊性脊椎関節症，脊椎管狭窄症，骨嚢胞などの透析骨関節症と称されるさまざまな合併症の元凶となっています．

これらの透析骨関節症は，透析導入後早期には認められず，透析歴が10年以上の長期透析患者さんに好発します．本症の診断は，主に長期透析患者で，上記の骨関節症状が出現した場合に臨床的に判断されます．確定診断には，β_2MG由来のアミロイドの証明が必要ですが，侵襲的な病理組織検査は，手術時や剖検時の標本によって行われるのが一般的です．検査は，個々の臨床症状に応じて，神

経症状には神経伝導速度検査，骨病変には骨 X 線検査や CT 検査，関節軟骨や滑膜病変，脊髄病変には MRI 検査が行われます．長期透析患者が，このような症状を訴えたときには，主治医に報告し，早期に検査と診断を進めます．

　透析アミロイドーシスの根本的治療法は確立されていません．発症予防と進展防止が重要で，血液中の β_2MG を可能なかぎり除去します．そのためには，生体適合性および β_2MG 除去効率が高い透析膜の使用，β_2MG 吸着カラム（リクセル™）の併用，血液濾過透析，エンドトキシンフリー透析液を使用することが推奨されています．

　対症療法としては，薬物療法（ステロイド薬，非ステロイド性抗炎症薬），整形外科的療法（罹患部位の機能回復，症状緩和），リハビリテーション（関節可動域拡大）があります．つまるところ，もっとも有力な治療は腎移植です．しかし，日本ではこの目的で腎移植できるほど移植が普及していないのが現況です．

〔長谷川進，西　慎一，下条文武〕

7. 合併症とその対策

Q141 ASOとは何ですか？どのように治療・看護するのですか？

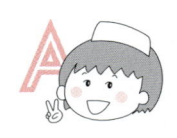

ASO（閉塞性動脈硬化症：arteriosclerosis obliterans）は，粥状硬化のために中型から大型の動脈が慢性的に閉塞してくる病気です．ほとんどは腹部大動脈末端部から膝動脈にいたる下肢動脈に発生します．放っておくとやがて血流がなくなり，足が壊死におちいり，切断にいたることもあります．維持透析患者さんでは動脈硬化症の有症率が高く，ASOを合併する危険性がきわめて高いのです．重症度分類にはフォンテイン（Fontaine）分類（表）が一般的に用いられます．Ⅱ度までは保存的治療（運動療法，薬物療法）が主体となり，Ⅲ度以上（場合によってはⅡ度でも）では何らかの血行再建術を要します．病状が重い場合は肢の切断が必要です．

外科手術成績は不良で，四肢切断後の生命予後も満足すべきものでないため，Ⅱ度までの段階で対処します．早期にいかに患者さんとコミュニケーションをもちインフォームド・コンセントができるかで，予後が決定されるともいえます．四肢とくに下肢の変化をみのがさないため，透析時には足背動脈が触れるかどうか，上肢・下肢の血圧比であるAPI（足関節血圧指数：ankle pressure index）をチェックします．局所に感染を認めたら抗菌薬使用，消毒，デブリドマンをします．またフットケアの徹底が重要です．

（洞　和彦）

表　フォンテイン（Fontaine）分類

Ⅰ度	無症状（変色,冷感,しびれ感）	Ⅲ度	安静時疼痛
Ⅱ度	間欠性跛行	Ⅳ度	潰瘍，壊疽

7. 合併症とその対策

Q142 足潰瘍を予防するための方策にはどんなものがありますか？

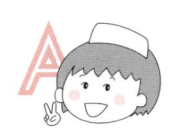

維持透析患者さんでは，免疫能が低下しているため，いったん足潰瘍が出現すると悪化しやすく，保存的治療に抵抗性のことが多いのです．壊疽ともなると，足の切断をよぎなくされたり，骨髄炎や敗血症に進展し，生命的な予後がおびやかされることもしばしばです．

足潰瘍を予防するためには，日ごろから患者さん自身が足に関心をもちフットケアができるようになることが大切で，患者教育や指導で意識の向上をはかることが看護師の役割として重要です．足をよく手入れすれば，感染も防止できます．

清潔保持のため，毎日足を洗わせ，足に異常がないかどうか患者さんおよび家族にしっかりと観察してもらいましょう．必ず靴下を着用させ，はだしで歩くことはやめさせます．足温器は低音やけどの危険性があるため，使用禁止です．タバコは末梢の血流障害を助長させるため，禁煙が原則です．爪の角を切らないよう指導して下さい．靴がきつすぎないか，靴の中に異物がないかもチェックさせて下さい．靴ずれの防止は大切です．

透析中には必ず看護師の目でチェックしましょう．異常をみつけたらただちに処置が必要です．軟膏塗布で済む場合もありますが，潰瘍があり感染を認めたら，抗菌薬の使用，消毒，デブリドマンが必要です．

（洞　和彦）

☞ フットケアについては Q144 も参照．

7. 合併症とその対策

Q143 低温やけどを予防するにはどうしたらいいですか？

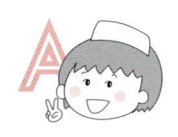

高齢者や，血行障害や末梢神経障害を有する患者さんでは，体の保温機能が低下したり，皮膚感覚が鈍くなったりするため，熱源に長時間触れていて低温やけどをおこす危険性が高くなります．維持透析の患者さんでも，高齢化，ASO（閉塞性動脈硬化症），糖尿病合併の増加により，低温やけどが身近な問題となっています．最悪の場合，皮膚移植が必要となるケースもありますので，その予防が大切です．ハイリスクグループの患者さんおよび家族への指導が重要となります．

低温やけどを防ぐには，ひんぱんに体位を変えたり，1つの部分だけを圧迫しないようにすることが大切です．使い捨てカイロは，長時間1ヵ所に固定しないこと，直接肌にあてることや就寝時の使用は避けること，電気あんかや電気毛布を使用する場合は，めもりを低めにしたり，寝床を暖めたら電源を切ること，電気カーペットの上で寝ないようにすることなどがポイントです．

万一，低温やけどになったら，水で30分程度冷やすこと．足の場合は流水で，背中や腰はぬれタオルをあて，ただちに専門医の診察を受けることです．患部から雑菌が入る可能性があるので，塗り薬は使用しないよう指導しておいて下さい．

（洞　和彦）

7. 合併症とその対策

Q144 フットケアで注意することは何ですか？

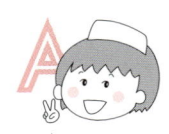

患者さんが自分で足を観察しケアするように指導します．視力障害者や高齢者，脳血管障害の患者さんなど自分の足を観察できない場合は，家族やヘルパーの援助を求めます．

またフットケアについてのアドバイスが，スタッフにより異なっていては患者さんは困惑しますので，患者指導の前にスタッフ間で指導事項を統一しておかなくてはなりません．可能ならば1つの透析施設で2, 3人のフットケアナースを育成することをすすめます．

足病変の予防と早期発見のためには，定期的な問診と診察を行います．胼胝（べんち），やけど，靴ずれ，外傷，皮膚瘙痒（そうは），爪病変などの有無を問診するとともに，ベッド上で十分に足の診察を行います．足に合った靴をはいているかも確認しましょう．

以下のようなハイリスクの患者さんを抽出して重点的にフォローすることが効率的です．

①潰瘍や切断の既往．
②教育の欠如．ノンコンプライアンス．
③高度の視力障害．
④胼胝や皮膚病変，爪病変の存在．
⑤足の変形や血行障害の存在．
⑥著明な神経障害．
⑦不適切なはき物の使用．

（次ページに続く）

⑧社会的・経済的孤立状態.

　病変が認められたら，医師の診察をうけ，治療方針を決め，経過観察を怠らないようにします．角質増殖症や爪病変は，外傷をさけるために，医療者が鶏眼(けいがん)や胼胝，爪の処置を行います．

（成清武文，中本雅彦）

7. 合併症とその対策

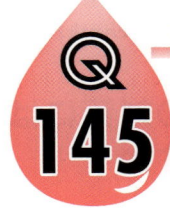

Q145 眼底出血や硝子体出血を防止するにはどうしたらいいですか？

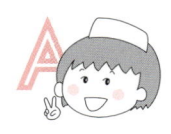

糖尿病患者さんだけではなく，末期腎不全患者さんではしばしば眼底出血などの網膜症を認めます．腎性網膜症や尿毒症性黒内障(こくないしょう)の呼び名もあり，これらは透析により改善します．

眼底出血や硝子体出血をおこす要因として重要なものは，高血圧や血糖，尿毒症です．防止のためには，まず保存期からの血圧コントロールをしっかり行うことが大切です．さらに，糖尿病患者さんでは厳格な血糖コントロールを必要としますが，低血糖は網膜症を悪化させます．そして，末期腎不全では透析導入の時期をのがさずに十分な透析を行うことが大切です．また，眼底出血の防止・管理には定期的な眼底検査が必要不可欠です．

透析導入時は必ず眼科を受診して，その結果からその後の検査・治療計画を立てます．そのため，透析患者さんにはかかりつけの眼科医が必要で，眼科医との連携も大切です．

眼底出血時の透析の抗凝固薬は，当然ヘパリンではなくメシル酸ナファモスタット（フサン®）を使用します．また，出血性緑内障を合併することもあり，眼圧の上昇にも注意が必要です．眼圧の高い場合は，血液透析による血漿浸透圧の変化でさらに上昇するため，グリセロールの持続静注や血液濾過法への変更を考慮する必要があります．

（松村 治）

7. 合併症とその対策

Q146 神経障害や精神症状の対策にはどんな方法がありますか？

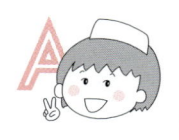

透析患者にみられる精神・神経症状の主な原因としては、尿毒症（透析不足）、糖尿病、脳血管障害、透析アミロイドーシス、薬物、栄養障害などがあげられます。精神・神経障害は重篤な合併症であり、対応が遅れると後遺症を残し、ときには死にいたることもあります。すばやい原因検索と治療のためには、神経内科や精神科の専門医の意見が必要です。また、早期発見のためには日ごろからの的確な患者観察がもっとも大切です。

すべての合併症対策に共通していますが、十分量の透析を行うことが治療・予防の基本となります。透析量を尿素窒素やクレアチニン値だけで評価していると判断を誤ることもあります。原因が明らかでない場合は、透析方法を血液濾過透析などに変更してみることもよいかもしれません。

加えて、他院からの投薬や健康食品などの摂取の有無を確認することも必要です。注意すべき薬物としては、抗菌薬、抗ウイルス薬、ファモチジン（ガスター®）などの H_2 ブロッカーや、スルピリド（ドグマチール®）などの胃薬があげられます。

また、透析脳症の原因が透析液に混入したアルミニウムであったことが明らかにされています。さらに、アルミニウムはリン吸着薬（アルミゲル）として使用されていました。しかし、長期間使用すると貧血や骨軟化症などのアルミニウム中毒をおこすため1992年より透析患者さんへの使用は禁止されています。

（松村　治）

Q147 透析導入時にはどんな検査が必要ですか？

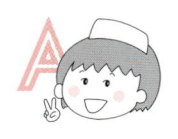

腎機能が急激に悪化した場合は，急性かつ可逆性の増悪因子が関与している可能性があります．そのため，超音波検査により閉塞性尿路疾患の有無や腎の形態評価を行うとともに，脱水・薬剤などの関与についても検討する必要があります．

次に，血液生化学的検査や尿検査を行います．そこで腎機能障害の程度や尿毒症症状としての電解質・酸・塩基の平衡（へいこう）異常，貧血，出血傾向などの血液異常，栄養状態などを把握し，自覚症状とあわせて導入の必要性や緊急性を評価します．具体的には尿素窒素，クレアチニン，尿酸のほか，総蛋白，アルブミン，ヘモグロビン，ヘマトクリット，ナトリウム，カリウム，塩素，カルシウム，リン，重炭酸などを測定します．

そのほか，体液量評価と心機能評価のために胸部X線写真，心電図，そして必要ならば心臓超音波検査も行います．

血液透析のときは抗凝固薬を使用するため，眼底検査や便潜血反応などを行い，眼底出血や消化管出血など出血性疾患の有無を確認しておくことも重要です．

（飯田里菜子，中山昌明）

8. 検査

Q148 腎機能以外の定期検査は必要ですか？

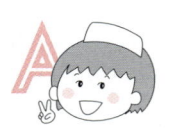

安定した透析を行うには，以下のことが重要です．

①十分な透析を行う．

②良好な栄養状態を維持する．

③合併症（心血管系疾患や腎性貧血，易感染性，腎性骨異栄養症や透析アミロイドーシスなど）に対する予防と適切な対策を心がける．

これらに対する検査項目としては，ヘマトクリットや鉄動態（腎性貧血），アルブミン（栄養状態），コレステロールや血糖（代謝疾患），カルシウム・リン・骨代謝マーカー（腎性骨症），β_2ミクログロブリン（アミロイドーシス）などがあります．過剰な体液量は高血圧・心負荷を招くため定期的に胸部X線写真にて心胸郭比を計測して適正体重（ドライウエイト）の評価を行います．心血管系の合併症を評価するため，心電図や心臓超音波検査も必要です．また院内感染の危険性もあるため定期的に肝機能検査や肝炎ウイルス検査をすることが望まれます．

そのほか，透析導入後，萎縮腎には後天性囊胞（のうほう）が発症するのみならず腎細胞癌が合併する患者さんも認められるため，年に1回程度の腹部超音波やCT検査が推奨されます．

（飯田里菜子，中山昌明）

8. 検査

Q149 透析患者さんの検査データはそれぞれどう解釈したらいいですか？

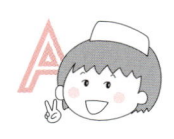

腎機能と透析療法の効率を評価する指標に，血清クレアチニン（Cr），（血液）尿素窒素（BUN）があります．Cr は筋肉由来の窒素産物で，食事の影響を受けないため腎機能の評価に役立ちます．無尿の成人透析患者さんの Cr 値は 8 mg/dL 以上が多いが，超高齢者，低体重者，麻痺や廃用性などの筋萎縮，下肢切断などで筋肉量が低下すると Cr 値は 3〜4 mg/dL となります．BUN は，食事の蛋白量や体蛋白異化の影響を受けるため，食事摂取や栄養状態の評価にも有用です．透析療法前の BUN 値 60 mg/dL 以下では低栄養の可能性があります．透析効率の評価に Cr や BUN の除去率（透析後値/透析前値）は有効で，40% 以下にします．また，尿素窒素の透析前後値からのTAC/urea や水分除去量を考えあわせた尿素窒素からの指標 Kt/V が良好な透析効率の指標に用いられ，TAC/urea は 60 mg/dL 以下が，Kt/V は 1.3 以上が望まれます．

ナトリウム（Na）は，食事中の水分と食塩のバランスを推定する指標です．透析前の体重増加がドライウエイトの 10% 程度あるのにもかかわらず，血中 Na が低下していないときは食塩摂取過剰を示唆します．

カリウム（K）摂取過剰により高カリウム血症が惹起されると危険な不整脈が出現する可能性があります．高カリウム血症は K の上昇速度が速いと 6 mEq/L 以上で危険です．また，心電図の QRS 波の広がったときや不整脈の出現時は急いで K を下降させる必要

があります.

　CaとPは腎性骨異栄養症,二次性副甲状腺機能亢進症の原因として重要です.無治療だと低Ca,高Pになり,副甲状腺ホルモン(PTH)分泌が亢進するため,適正なレベルにコントロールします.ビタミンDにてCaを正常化させ,P制限食＋P吸着薬で透析前のP値を6 mg/dL未満にします.低アルブミン血症時には補正カルシウム［＝実測カルシウム（mg/dL）＋4－アルブミン］を算出します.骨代謝障害で骨回転が低下すると高カルシウムになりやすくなります.骨代謝マーカー（Al-P,骨性Al-P,など）とPTHを見ながらCaとPを,カルシウム・リン積（Ca×P）が65以下となるようにコントロールします.

　血糖値とヘモグロビンA_1c（HbA_1c）は糖尿病の管理に重要です.透析時の血糖値は空腹時血糖値ではないことが多く160 mg/dL以上（空腹時では126 mg/dL以上）は高血糖と考えます.腎不全ではカルバミイルHbを形成するためHbA_1cは少し基準値よりも高くなることがあります.しかし,腎不全での赤血球寿命の短縮やエリスロポエチン投与の影響などで逆に少し低くなるとの見解もあります.しかし,透析患者の血糖管理指標としてはHbA_1cがすぐれているとの考えが一般的です.

　血清総蛋白やアルブミンは,栄養状態の評価に有用で,低蛋白血症時には低栄養,異化亢進,透析不足などを疑います.また,消化管からの蛋白漏出もあります.透析患者の生命予後に低蛋白は密接な関係があります.

　ヘマトクリット（Ht）は腎性貧血の指標として汎用されています.エリスロポエチン製剤により腎性貧血の改善が可能となり,Htを30％以上に保つことがQOLや生命予後の改善に役立っています.造血材料の不足を評価するにはHt値のみでは不十分で赤血球数やHbから赤血球のサイズや色素量を算出します.

（両角國男）

8. 検査

Q150 糖尿病の血糖コントロールを知るために有用な検査は何ですか？

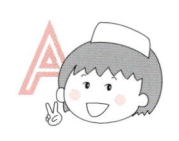

透析にいたった糖尿病患者さんでも，動脈硬化などの合併症の予防のためには血糖コントロールが重要で，その評価には，空腹時血糖，食後血糖，長期管理として1〜2ヵ月間の平均血糖値の指標であるヘモグロビンA_1c（HbA_1c）が通常用いられます．表に日本糖尿病学会の提唱する指標を示します．透析患者さんでは，貧血や，エリスロポエチン（EPO）投与，腎不全時の赤血球寿命の短縮などによりHbA_1cが低値を示す傾向があり要注意です．とくにEPO投与により貧血が急速に改善しているときには低値を示します．血糖管理のその他の指標であるグリコアルブミン（GA）は，過去約1ヵ月の血糖値を反映し貧血の影響を受けませんが，蛋白代謝異常のあるときには変動します．GAの基準値は11〜16％程度で18.5％以下が目標です．糖尿病の合併症を進行させないためにはHbA_1c 6.5％以下に保つ必要があり，糖尿病透析患者さんでも血糖値，HbA_1c，GAなどの指標を総合的に判断して血糖コントロールを行います．

（戸川雅樹，椿原美治）

表 血糖コントロールの指標

血糖コントロールの評価	優（excellent）	良（good）	可（fair）	不可（poor）
HbA_1c値（％）	5.8未満	5.8〜6.4	6.5〜7.9	8.0以上
空腹時血糖値（mg/dL）	100未満	100〜119	120〜139	140以上
食後2時間血糖値（mg/dL）	120未満	120〜169	170〜199	200以上

［糖尿病学会編：糖尿病治療ガイド2002-2003, p19, 文光堂，東京，2002年より引用］

8. 検 査

Q151 心血管障害の検査にはどんなものがありますか？

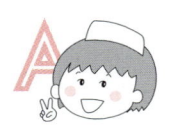

透析患者さんで重要な心血管障害は，不整脈，虚血性心臓病（狭心症，心筋梗塞），心不全と閉塞性動脈硬化症（ASO）です．

心血管障害の評価は，診察での身体所見に加え，心電図と胸部X線撮影から始まります．不整脈の評価には，心電図が不可欠で，通常の心電図と24時間心電図があります．不整脈は常に出現するわけでないため，通常の心電図にて不整脈が確認できないときには，透析療法中を含めた24時間心電図検査を行うことが必要です．

虚血性心臓病，心不全，心筋症などの検査には，心電図と心エコー検査が有用です．労作性狭心症では，運動負荷心電図が有用です．安静時狭心症の特殊例では，24時間心電図による明け方の記録が必要です．

心電図の次に行う虚血性心臓病の非観血的精密検査には心エコーと心筋シンチグラフィがあります．虚血による心室壁運動障害や心筋への血液循環状態が動的に評価できます．

虚血性心臓病の最終評価は，心臓カテーテル検査により冠動脈撮影を行います．心不全の評価には，心エコー検査が重症度評価にも原因検索にも有用です．ASOの評価には，ABI/PWV（上下肢の血圧比/脈波からの動脈硬化度評価）検査，下肢のサーモグラフィ，MRアンギオグラフィの非観血的検査と直接動脈撮影［DSA（デジタルサブトラクション血管造影法）を含む］があります．　（両角國男）

Q152 8. 検 査

心血管障害の心電図所見とはどういうものですか？

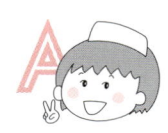

心電図が診断に決定的に役立つのが不整脈です．
不整脈には，治療を必要とするタイプと経過観察のみでよいものがあります．

①きわめて生命が危険な不整脈：心室細動，心室頻拍，徐脈性房室ブロックなど．

②早急に治療する必要がある不整脈：発作性頻拍型心房細動，発作性上室性期外収縮，心室性期外収縮の連発（ショート・ラン），多源性心室性期外収縮など．

③治療しないで経過観察でよい不整脈：単発型心室性期外収縮や上室性期外収縮．

虚血性心臓病の心電図は，ST-T変化や異常Q波に注目します．狭心症発作中は，ST-T下降を示します．陳旧性（以前に発症した）心筋梗塞では，異常Q波により診断されます．急性期心筋梗塞ではST-T上昇が初発し，その後異常Q波をみます．12誘導心電図の異常病変部位から障害された冠動脈（右冠動脈，左冠動脈前下行枝，回旋枝など）の部位がわかります．

心室肥大があると，心電図の電位が高く（＝心電図波形のふれが大きく）なります．一方，尿毒症性心外膜炎にて心嚢液が貯留すると低電位になります．

（両角國男）

8. 検査

Q153 心血管障害の心エコー所見とはどんなものですか？

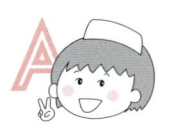

心エコー検査でわかることを以下に示します．
①心筋の収縮力．
②壁運動異常の有無．
③心筋の肥厚の程度と部位．
④心室や心房の拡大の有無．
⑤心臓弁の異常（狭窄，逆流）．
⑥心囊液の有無．
⑦心臓内の血栓の有無．
⑧下大静脈径から溢水（いっすい）（体内水分量の過剰状態のこと．心不全の原因となります）の有無と脱水の存在など．

急性心筋梗塞の病初期には，心電図変化の出ない段階で，障害部位心筋の収縮異常から診断可能です．

高血圧性病変や尿毒症性心筋症などの評価に心筋肥厚が有用です．透析患者の適正な血管内水分量の評価には，心室や心房の拡大の有無と下大静脈径が有用です．心不全には，心筋収縮力の低下（心筋梗塞などの虚血性心臓病や心筋症），心筋拡張能の低下（高血圧性心臓病などでの高度な心筋肥厚），心室腔の狭小化（肥厚性心筋症），溢水などの原因がありますが，心エコーにて鑑別可能です．心臓弁膜疾患は，ドプラー心エコーにて病変部位と性質（逆流か狭窄かなど）が確定します．また，透析導入時の心拡大の原因として尿毒症性心外膜炎は重要ですが，心エコー検査で容易に診断できます．

（両角國男）

8. 検査

Q154 副甲状腺機能の検査にはどんなものがありますか？

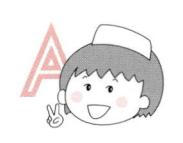

副甲状腺の機能を示す指標として，副甲状腺ホルモン（PTH）の分泌量を反映するとされるインタクトPTH（iPTH）が現在もっともよく測定されています．従来よく測定されていたc-PTHやHS-PTHは，腎不全によりPTHの切れ端（フラグメント）が蓄積し不正確であることからほとんど用いられていません．しかし，intact-PTHも完全なPTHだけでなく，PTHのC端フラグメントも同時に測定していることが報告され，しかもこのフラグメントは完全なPTHの受容体における作用を阻害することがわかりました．

このため，最近，完全なPTHのみを測定することが可能なWhole PTH測定法™あるいはBio-intact PTH測定法™が開発されました．この測定法は従来のPTHとよく相関しますが，へだたりのみられる患者さんもいます．副甲状腺機能を知るためにはよりすぐれた指標と考えられます．

（岡田倫之，椿原美治）

☞ iPTHについてはQ133も参照．

8. 検査

Q155 副甲状腺機能のエコー所見とはどんなものですか？

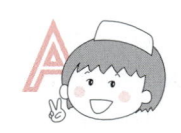

副甲状腺の超音波検査（エコー検査）には，周波数 7.5 MHz 以上の探触子が使用できる超音波断層診断装置を用います．正常の副甲状腺（米粒大）は超音波エコーでは描出されません．しかし，重量が 200 mg 以上になると描き出されるようになります．腫大した副甲状腺は，甲状腺の後面に存在する，境界が明瞭で比較的均質な低エコー腫瘤として描出されます（図の矢印）．通常は扁平な形状としてよくみられますが，楕円から多球形を呈することもあります．副甲状腺は周りの組織とはゆるくしか結合していないため，腫大して重くなると重力に従い下方へ移動します．上副甲状腺が下副甲状腺の近くまで下がっていたり，下副甲状腺が胸腔内にあることもあります．

透析患者さんでみられる二次性副甲状腺機能亢進症では2腺以上が描出されることがよくあります．腺が大きくなると線維成分が増加して内部エコーレベルが上がるため内部エコーが不均一にみえます．カラードプラーが使える装置を用いると腫大副甲状腺には副甲状腺周囲と内部の血流パターンがみられます．　　（岡田倫之，椿原美治）

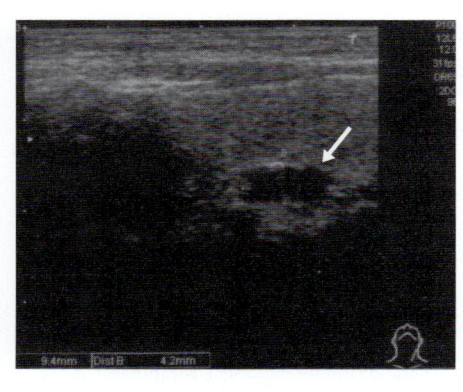

図　腫大した副甲状腺のエコー所見

8. 検 査

Q156 腎性骨異栄養症の検査にはどんなものがありますか？

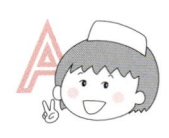

血液検査ではカルシウムとリン値，そして両者を調節するホルモンである副甲状腺ホルモン（PTH）を測定します．現在ではインタクトPTH（iPTH）を測定するのが一般的です．腎機能健常例における基準値は10～65 pg/mLですが，透析患者では骨のPTHに対する反応性が低下しているため，正常な骨回転を維持するには100～150 pg/mL前後が必要と考えられており，200 pg/mL以上の数値を示すものを二次性副甲状腺機能亢進症と考えます．さらに病態を把握するためアルカリホスファターゼ（ALP），骨型ALP，オステオカルシンなどの骨代謝マーカーを測定し補助診断とします．

単純X線写真上，重症の線維性骨炎では頭蓋骨の侵食像，中手骨の骨膜下吸収像，歯槽線の消失，椎体の辺縁硬化像，骨軟化症では自然骨折像などがみられることがあります．骨塩定量を行う際には，大動脈の石灰化が著明な透析患者の場合，腰椎での測定では正確な評価が不可能となるため，非シャント側の橈骨遠位端三分の一の部位での測定が適切と思われます．

〔飯田里菜子，中山昌明〕

9. 食事

Q157 透析導入期の食事内容はどんなものがいいですか？

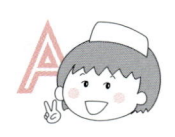

透析患者の食事療法では，水分と塩分，およびカリウム（K）の制限がまず重要です．これらが過剰になると，Q159で述べるようにすぐにでも生命に危険が及ぶ事態となります．

日本腎臓学会のガイドラインでは，週3回の血液透析の水分摂取許容量は，ドライウエイトあたり15 mL/kg/日まで，食塩は0.15 g/kg/日までと提示されています．これは中2日の間隔での透析間体重増加（体液貯留）が5％以内に抑制できる量となっています．生体の体液浸透圧調節の生理的機構上，塩分摂取が多ければ水分摂取もおのずとふえ，また水分摂取が多ければ塩分摂取もおのずとふえるので，患者さんに対しての指導は，塩分制限と水分制限は同時に同比重にて行う必要があります．透析導入期では残腎尿量がいまだに保たれている患者さんもいるので，無尿の患者さんよりもよぶんに摂取しても大丈夫なのですが，ほとんどの患者さんでは1年くらいのうちに無尿に近くなる場合が多いため，最初から厳しく上記の量を指導するのがよいと思われます．一度多く摂取するくせがつくと制限を加えるのがなかなかむずかしくなってしまうことが多いものです．また，Kの摂取許容量は1.5 g/日までとされています．

次に，炭水化物，脂質，蛋白質といった三大栄養素の摂取量と質的内容を，健常人の健康長寿食の内容にできるかぎり近づけたものとするべきとされています．週3回の血液透析では蛋白質摂取量は

標準体重あたり1.0～1.2 g/kg/日とされています．蛋白質は必要以上に多く摂取しても，それが直接には栄養状態の改善・維持に結びつかず，かえって尿素窒素やリン濃度の上昇にはね返るという不利益のほうが大きいので要注意です．栄養状態を良好に保つには，必要かつ十分なエネルギー摂取を維持することが大切で，その量は標準体重あたり30～35 kcal/kg/日とされています．そして，三大栄養素のエネルギー配分比率は炭水化物50～60％，蛋白質15～20％，脂質20～25％とするのが好ましいとされています．

また炭水化物の内容としては，高精製の単純糖質はできるだけ避けて，食物繊維の多い低精製の複合糖質で摂取することが推奨されています．脂質摂取の内容については，飽和脂肪酸や一価不飽和脂肪酸，多価不飽和脂肪酸の摂取比率をおおむね3：4：3とすべきことが推奨されています．多価不飽和脂肪酸のうち，n-6系とn-3系の摂取比率は4：1程度が適正とされています．

このほか，リン摂取制限が問題とされ，週3回の血液透析では700 mg/日までとなっています．リン摂取量は蛋白質摂取量と密接に相関しているので，蛋白質摂取量が過剰とならないような配慮が基本となります．

（中尾俊之）

9. 食事

Q158 安定期～維持期の患者さんの食事内容はどんなものがいいですか？

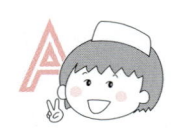

　　　　　維持透析療法を受けている患者数の増加とともに，日本においては，10年以上，さらには20年以上の透析歴をもつ患者さんも決してめずらしくはなくなっています．このような維持透析の患者さんを治療・管理していく上での目標は，尿毒症からの救命，さらに，社会復帰，は当然の時代となり，今や「健常人なみの健康・長寿をめざそう」というものです．すなわち，高い社会活動性（QOL）を維持しつつ，かつその患者さんがもし腎臓病を患わなければ享受していたはずの天寿あるいはそれ以上の長寿を全うさせようとするものです．したがって，透析患者さんにおける食事療法は，このような治療目標に合致したものである必要があります．

　具体的には，安定期においても，Q157に示す量が日本腎臓学会のガイドラインにより推奨されています．

（中尾俊之）

Q159 9. 食事

塩分・水分，カリウム，リン摂取のコントロールはなぜ大切なのですか？

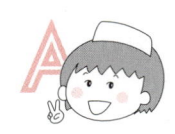

腎不全の患者さんが血液透析を1回4時間程度受けると，体内にたまっていた終末代謝産物（尿素窒素など）や水分，塩分，カリウム（K），リン（P）などは大変よく除去されて，健常人に近い値まで減少します．けれども次の透析までの飲食により，体内に再び元のようにたまってきます．

食塩や水分が体内にたまりすぎると，肺水腫による呼吸困難をおこします．また，1回の透析あたりの除去量を多くしなければならなくなるため，透析中の副作用（血圧低下や悪心など）がおこりやすいのです．またKのたまりすぎでは，心停止にいたる危険な不整脈をおこしてきます．血清Kが6.0 mEq/L以下ならばまったく心配はいりませんが，6.5 mEq/L以上では要注意です．一方，Pのたまりすぎでは，皮下組織や血管に沈着をおこしたり，骨病変の原因となります．蛋白質を多く含む食品には同時にPも多く含んでいますので，食事療法では蛋白質をとりすぎないように適正量とすることが，リン摂取制限にもつながります．

（中尾俊之）

☞ 高リン血症，高カリウム血症については Q131 Q132 を参照．

Q160 栄養評価はどうやって行うのですか？

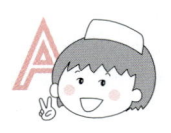

9. 食事

透析患者さんは，しばしば栄養障害の所見を呈します．そして，栄養障害は透析患者さんの生命予後を不良とする危険因子として重要視されています．さらに最近では，患者さんの心・血管障害と栄養障害の関連性についても論じられています．このような栄養障害の原因としては，摂食量，とくにエネルギー摂取量の減少や体液異常による異化的代謝状況，急性・慢性炎症状態，透析療法での蛋白やアミノ酸の喪失などがあげられています．

こうした理由から，個々の透析患者さんの栄養状態を正確に把握することはきわめて重要なことです．透析患者さんの栄養評価は**表**に示すような手順で行われるべきと考えられます．

（中尾俊之）

表 慢性腎不全患者に対する栄養アセスメントの手順

Step	評価項目		内容
Step 1	栄養摂取量の評価（エネルギー，蛋白質など）	a	食事記録調査
		b	蛋白異化率（PCR）の算出による摂取量の推定
Step 2	身体構成成分貯蔵量の評価	a	身体計測法：BMI，上腕周囲径，上腕骨格筋肉量，皮下脂肪厚
		b	BIA（生体電気インピーダンス分析）法
		c	DEXA（二重X線吸収測定）法
		d	クレアチニン産生率
Step 3	血清蛋白，アミノ酸濃度測定	a	アルブミン，トランスフェリン，プレアルブミン
		b	非必須/必須アミノ酸比，バリン/グリシン比
Step 4	その他の方法	a	血中インスリン様成長因子-1（IGF-1）
		b	SGA（自覚的包括的評価）

BMI：身長体重指数（body mass index）．BIA：bioelectrical impedance analysis. DEXA：dual energy X-ray absorptiometry. SGA：subjective global assessment

Q161 市販されている透析患者用食品にはどんなものがありますか？

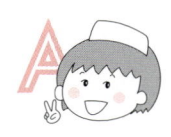

透析患者さんの食事療法の基本は，食塩制限，カリウム制限，リン制限，蛋白質の制限，適正エネルギー量の摂取です．食事内容の幅を広げ長期間継続するためには，以下の治療用特殊食品の使用が効果的です．

1. 低ナトリウム食品：減塩しょうゆ，減塩中濃ソース，塩分50％カットウスターソース，減塩みそ，低塩梅ぼしなど．これらでは塩分は減らせますが，カリウムやリンの多いものがあるので要注意です．

2. 低カリウム食品：おいしさそのまま低カリウム（緑黄色野菜＆フルーツ味，りんご味）．

3. 低リン食品：低リンミルク L.P.K（粉末），低リン乳．

4. 蛋白質調整食品（低蛋白食品）：ご飯・米；ゆめごはん，ピーエルシーごはん，低蛋白ごはん越後，スーパーひかり．

麺類；げんたうどん，げんたそば，生活日記うどん．

パン；蛋白調整パン，蛋白調整ロールパン，低蛋白パン．

粉製品；T・T小麦粉，げんたケーキの素など．

5. エネルギー調整食品：でんぷん糖；粉あめ，カロライナー．

ゼリー；マクトンゼリー，マクトンドリンクゼリー．

菓子；ビスケット，サンドビスケット，レナケアー揚せん，T・Tかりんとう，マクトンようかんなど．

市販の透析患者用食品をすすめる場合，価格や購入方法についての具体的な情報提供が必要です．「臨床栄養」2003年6月号特集「腎疾患治療用特殊食品」が参考になります．

（飯田博行）

9. 食事

Q162 高脂血症を合併している患者さんはどんな食事内容にしたらいいですか？

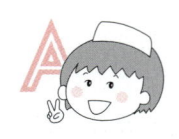

腎不全の患者さんは，透析導入前より比較的高カロリー（標準体重あたり 30 kcal）の食事療法を続けていて，糖質や脂質を多めにとる食習慣が身についていることが多いのです．透析患者さんに合併する高脂血症は，中性脂肪（TG）が高く，また低 HDL（高比重リポ蛋白）血症も合併することが多いのが特徴です．そのため高脂血症を合併した場合には以下のことが必要となります．

　①総カロリーを減らす．
　②糖質を減らす．
　③脂質のカロリーを総カロリーの 25％におさえる．
　④アルコール量を減らす．
　⑤動物性脂肪は控え，なるべく植物性脂肪をとる．
　⑥不飽和脂肪酸（USFA）と飽和脂肪酸（SFA）の比を 2：1 にする．

　アルコールの過剰摂取は高血圧にもつながるので，日本酒なら 1 日 1 合まで，ビールなら大びん 1 本までにします．動物性脂肪は飽和脂肪酸を多く含み総コレステロールを上昇させますが，植物性脂肪，とくに植物油は不飽和脂肪酸に富んでいて適量ならば総コレステロールを低下させるので，牛肉などは控え，オリーブ油（含有脂肪酸の 7 割が一価不飽和脂肪酸であるオレイン酸）や紅花油，ひまわり油（どちらも含有脂肪酸の 7 割が多価不飽和脂肪酸であるリノール酸）を使うようにします．

〔菱木俊匡〕

10. くすり

Q163 透析患者さんの薬物代謝の特徴は何ですか？

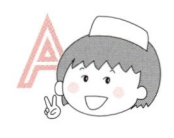

一般に薬の代謝を考えるときには，薬物の吸収や体内分布，代謝・分解，排泄を考えます．透析患者さんではさらに透析による影響を考慮する必要があります．

透析患者さんでは，薬物の吸収については一般に非透析患者さんと差はないとされています．分布についてはほとんどの薬が正常腎機能者と差はありませんが，浮腫など細胞外液量が増加する場合には血中濃度は低くなります．腎不全では薬物と蛋白の結合率が低くなりやすく，薬理作用に関与する非結合型薬物濃度が高くなり中毒をおこしやすくなるものもあるので注意が必要です．また腎臓で代謝されて活性型となるような薬物の場合は，すでに活性型となっている薬物を投与するなどの必要があります．腎臓から排泄される薬物は血中消失半減期が延長するため投与量を減らします．代謝・分解が肝臓で行われる薬物は，基本的には投与量を変更する必要はありませんが，腎不全では肝臓での代謝が低下している場合は，その必要があるものもあります．肝臓で代謝を受けても活性体が腎臓から排泄されるような薬物も同様です．薬物の透析性については透析の方法（血液透析，血液濾過，CAPDなど）により異なり，さらに透析膜に薬物が吸着されるものもあり，これらに注意をして投与量や投与間隔を調節します．

（樋口千恵子）

10. くすり

Q164 透析患者さんで注意が必要な薬剤は？禁忌薬剤はありますか？

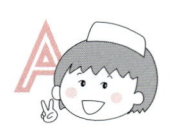

A 透析患者さんへの薬物投与では腎排泄性の薬物は血中半減期が延長するため投与量を減らす必要があります．透析性の高い薬物は透析後に追加投与する必要があります．以下にあげる薬は血中濃度が上がりやすく，投与量や投与回数，投与間隔の調整を必要とする薬です．多種に及ぶため，詳細は専門書を参照して下さい：抗不整脈薬，潰瘍薬，カリウム製剤，アミノ酸輸液，セフェム系抗菌薬，カルバペネム系抗菌薬，アミノグリコシド系抗菌薬，グリコペプチド系抗菌薬，サルファ剤，抗結核薬，抗真菌薬，抗ウイルス薬，抗癌薬，免疫関係用薬，造影剤，アルミニウムやマグネシウム含有の胃薬・緩下薬・浣腸剤．

現在透析患者さんには禁忌とされている主な薬を以下にあげます．

①高脂血症治療薬：ベザフィブラート（ベザトール®，ベザリップ®など）．

②アルミニウム・マグネシウム含有製剤：AM散，SM散，天然ケイ酸アルミニウム（シリカミン®，アルミワイス®），水酸化アルミニウム・水酸化マグネシウム配合薬（コランチル®，マーロックス®），スクラルファート（アルサルミン®），水酸化アルミニウムゲル（アルミゲル®）．

③抗菌薬：塩酸セフォセリス（ウインセフ®），クロルプロパミド（アベマイド®）．

④糖尿病治療薬：塩酸メトホルミン(グリコラン®，メルビン®)，塩酸ピオグリタゾン（アクトス®).

⑤骨代謝薬：リセドロン酸ナトリウム（ベネット®).

⑥ビタミン薬：ビタミン A.

⑦輸液：塩化アンモニウム（コンクライト A®).

⑧免疫抑制薬：メトトレキサート（メソトレキセート®，リウマトレックス®カプセル).

⑨脳代謝改善薬：エダラボン（ラジカット®). 　　　　（樋口千恵子）

10. くすり

Q165 糖尿病患者さんでは、薬の使い方でとくに気をつけることは何ですか？

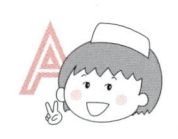

　血糖管理の基本は食事療法ですが，不良な場合には薬物療法を適用します．2型（インスリン非依存型）糖尿病の血液透析患者さんでも，スルホニルウレア（トルブタミド，グリベンクラミド，グリクラジド）やαガラクトシダーゼ阻害薬（ボグリボース，アカルボース），インスリン抵抗性改善薬（トログリタゾン）は通常量が使用可能です．しかし，血糖管理が著しく不良な患者さんでは積極的にインスリン治療を適用すべきです．

　一般的に，透析療法導入期には，食事摂取が不安定で遷延性低血糖の危険性があり，経口血糖効果薬の使用は極力避けるべきです．また，少量のスルホニルウレアから始めて少しずつふやしますが，低血糖の危険性が常にあることを忘れてはなりません．インスリン投与では，長時間作用型インスリン製剤の使用を避け，透析液ブドウ糖の影響を考慮して投与量を透析日と非透析日で調整する必要も生じます．通常，中間型インスリンの1日1～2回投与，混合型（速効，中間型の混合剤）インスリンの1日2回投与を行います．しかし，1型（インスリン依存型）糖尿病で，血糖値の変動が著しい患者さんでは，1日3～4回のインスリン頻回注射法やインスリン持続皮下注入療法，インスリン持続静脈内注入療法などの強化インスリン療法の適用を考慮します．

〈徳本正憲，平方秀樹〉

10. くすり

Q166 腎性骨異栄養症治療薬はどう使いますか？注意点は何ですか？

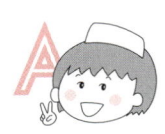

腎性骨異栄養症は，線維性骨炎，骨軟化症，無形成骨に大別できます．治療の基本は，①高リン血症の是正，②適正な血清カルシウム（Ca）値の維持，③活性型ビタミンD（VD）の補充です．

1. **線維性骨炎**：二次性副甲状腺機能亢進症の予防と管理が基本です．薬物治療としては，リン吸着薬と活性型 VD 投与が主となります．リン吸着薬として Ca 製剤の使用は高カルシウム血症を惹起し，活性型 VD 投与が不十分となる可能性があります．塩酸セベラマー（レナジェル®，フォスブロック®）は高カルシウム血症を惹起せずにリン蓄積を防止します．副甲状腺ホルモン値（PTH）を至適なレベルに維持することが困難な患者さんでは活性型 VD の間欠的大量（パルス）療法を行います．いずれにしても，治療中は高カルシウム血症や高リン血症の管理とともに，月1回の PTH と骨代謝マーカーの測定を行う必要があります．骨代謝マーカーの正常化，インタクト PTH（iPTH）が 300 pg/mL 以下をめざします．

2. **骨軟化症**：活性型 VD の補充とアルミニウム（Al）の除去が原則です．Al 蓄積性は DFO［デフェロキサミン（デスフェラール®）］テストで評価し，有意であれば，週1回 5 mg/kg 体重を透析終了後に点滴静注し3ヵ月を1クールとして治療します．DFO には肝障害や視聴覚障害，脳型ムコール症など重篤な副作用があり，投与量は 5 mg/kg 体重にとどめます．

3. **無形成骨**：Al 蓄積の患者さんでは，上記の骨軟化症治療に準

じます．Al非蓄積であればPTH分泌を刺激する目的で，活性型VDの投与を中止し，高カルシウム血症を是正するために低Ca透析液の使用を試みるべきでしょう．

（徳本正憲，平方秀樹）

Q167 低カルシウム血症治療薬や高リン血症治療薬はどう使いますか？注意点は何ですか？

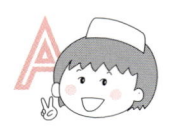

10. くすり

透析患者さんは治療を行わないと低カルシウム血症や高リン血症となります．これは，カルシウム（Ca）の吸収および骨への沈着を促進するビタミンD（VD）は腎で活性化されますが，廃絶腎ではこれが障害されること，そして腎機能が低下するとリン（P）の尿中排泄量が低下してしまうためです．

基本的には十分な透析および食事制限が基本です．治療薬は，P吸着薬であるCa製剤（炭酸Ca，酢酸Ca）が中心です．しかしこれらは使用量が多くなると高カルシウム血症を誘発し，CaとPの積（Ca×P）を上昇させて骨以外の部位での石灰化をおこすなど体によくありません．以前はアルミニウム製剤もP吸着薬として用いられたのですが骨や脳への害が報告され使用禁止となりました．血液データ上はCa×Pの上昇，PTHの変動に注意します．Pのコントロールが不良である場合には，最近発売されたP吸着薬の塩酸セベラマー（レナジェル®，フォスブロック®）も有用で血液中のCaに影響しないため今後治療の主流になるでしょう．P吸着薬は食物とともに消化管内に存在しないと効果がないので，食直前，食中，食直後のいずれかに服用します．

また透析患者さんは水分制限があり，散剤だと少量の水では内服しづらく，また便秘の誘因となる可能性があります．とくに既往歴や手術歴のある患者さんでは要注意です．

（喜田亜矢，阿部貴弥，深川雅史）

Q168 10. くすり

透析アミロイドーシスによる手根管症候群の治療薬にはどんなものがありますか？どう使いますか？注意点は何ですか？

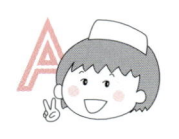

手根管症候群の治療薬には，指屈筋腱周囲に沈着したアミロイド周囲の抗炎症作用目的として，非ステロイド性抗炎症薬（NSAIDs）と副腎皮質ホルモン（ステロイド）が使われます．NSAIDs については Q175 を参照して下さい．

ステロイドは，NSAIDs が無効の場合に適応となります．疼痛に対しては著効を示しますが，本薬は免疫抑制薬ですので，感染症や消化器潰瘍，骨障害などの副作用には注意が必要です．とくに，透析患者さんは常に免疫力低下状態にあるため，感染症に注意します．また，糖尿病や低栄養，感染症合併，ウイルス性肝炎，ステロイド服用による副作用が予想される患者には，禁忌となっています．

使用にあたっては，できるだけ少量を試みます．たとえば，プレドニゾロン（プレドニン®）5 mg ないし，ベタメタゾン（リンデロン®）0.5 mg を毎日，あるいは隔日服用します．ある程度の疼痛改善を目標にし，ステロイドの使用量と期間を長くしないことが，副作用対策となります．通常，治療効果は早期から得られるので，1 ヵ月以上過ぎれば，減量もしくは中止します．また，ステロイド内服時には，胃粘膜保護薬や抗潰瘍薬を併用します．

（長谷川進，西　慎一，下条文武）

10. くすり

Q169 貧血治療薬はどう使いますか？注意点は何ですか？

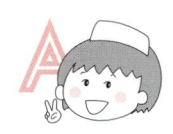

　　透析患者さんの貧血の主要な原因は，エリスロポエチンの産生低下です．持続性の出血や鉄欠乏など腎性貧血以外の原因が明らかでない場合，ヘモグロビン（Hb）10 g/dL未満，ヘマトクリット（Ht）30％未満の患者さんを対象として，遺伝子組み換えヒトエリスロポエチン（rHuEPO）製剤を投与します．エポエチンアルファとエポエチンベータの2種類があり，その効果に差はありません．血液透析患者さんでは，初期量としてrHuEPO 1,500ないし3,000国際単位（IU）を週2～3回返血回路から静脈内に投与します．維持量として750～3,000 IUを週2～3回投与します．腹膜透析（CAPD）の患者さんでは，初期量6,000 IUを週1回皮下投与とし，維持量は2週に1回6,000または12,000 IUです．

　もっとも多い副作用は血圧の上昇で，高血圧の発症または増悪がみられます．Htの上昇に伴い，まれにみられる内シャント閉塞や脳梗塞，心筋梗塞などの血栓性合併症にも要注意です．

　rHuEPO製剤投与にても貧血が改善しない場合，もっとも頻度の高い原因は鉄欠乏です．血清フェリチン値を100 ng/mL以上あるいは鉄飽和率を20％以上に保つように鉄を補充します．鉄過剰に注意しながら経静脈的に投与します．

　そのほかrHuEPOに対する低反応の原因として，消化管出血などによる血液喪失，慢性炎症，感染症，副甲状腺機能亢進症，アルミニウム蓄積，薬剤の影響，透析不足などがあります．　　　　（飯田博行）

10. くすり

Q170 胃炎治療薬はどう使いますか？注意点は何ですか？

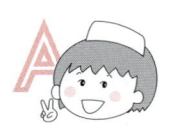

透析患者さんは尿毒症や高ガストリン血症，胃粘膜血流の低下などの原因により消化管病変がおこりやすいのです．そのため，胃炎や胃潰瘍の発生頻度は高く，また難治性であるといわれています．また抗凝固薬を使用しているため，消化管出血も重篤になりやすい特徴があります．

急性胃炎，急性胃びらんなどの急性胃粘膜病変に対しては，H_2ブロッカー［ファモチジン（ガスター®），ラニチジン（ザンタック®）］，プロトンポンプ阻害薬［オメプラゾール（オメプラゾン®，オメプラール®）］などと，制酸薬や胃粘膜保護薬を併用します．

H_2ブロッカーは肝代謝はほとんどなく腎排泄性であるため，通常の1/4の量に減量し投与します．過量投与になると錯乱状態やけいれんなどの副作用がおこることがあり注意が必要です．また，まれに骨髄抑制をおこし，汎血球減少（白血球や赤血球，血小板の減少）などをみることがあります．血液透析で約40％が除去されるため透析による調節も必要です．

制酸薬，胃粘膜保護薬にはアルミニウム（Al）やマグネシウム（Mg）を含有している薬剤が多く，長期投与ではAl中毒，Mg中毒となるため投与には注意が必要で，投与禁忌とされているものもあります．

（樋口千恵子）

10. くすり

Q171 胃・十二指腸潰瘍の治療薬はどう使いますか？注意点は何ですか？

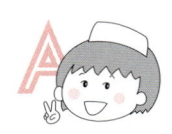

プロトンポンプ阻害薬（PPI：proton pump inhibitor）は肝排泄性の薬剤であり，透析患者さんにも健常人と同量の投与が可能で，胃・十二指腸潰瘍治療の第一選択薬となります．しかし保険が適用される投与期間は，胃潰瘍では8週間，十二指腸潰瘍では6週間までとなっており，それ以上の期間投与する場合はH_2ブロッカー（ヒスタミンH_2受容体拮抗薬）が用いられます（逆流性食道炎には長期投与が許可されています）．H_2ブロッカーは腎排泄性の薬剤であるため，透析患者さんに投与する際は常用量の1/2〜1/4に減量することが必要です．腎不全では血中濃度上昇により精神症状や顆粒球減少をきたすことがあり，とくに高用量を使い始めたときにおこりやすく要注意です．

またPPI，H_2ブロッカーなどの攻撃因子抑制薬のみでなく，防御因子増強薬の併用も必要です．ただしコランチル，スクラルファート（アルサルミン®）などのアルミニウム含有製剤は，透析患者さんではアルミニウム蓄積をきたす危険性があるため禁忌とされています．

（宮崎正信，中沢将之，中沢有香）

10. くすり

Q172 下剤はどう使いますか？注意点は何ですか？

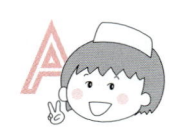

透析患者さんは，厳しい水分制限，食物繊維摂取の不足，リン吸着薬の副作用などで便秘を訴えることが多いものです．下剤は，消化管，とくに下部消化管に明らかな器質的異常がないことを確かめた上で使用します．薬剤としては，作用強度として緩下薬を使用します．マグネシウム含有塩類下剤を除いた大部分の下剤が使用可能です．使用頻度が高い下剤では，刺激性下剤（センノシド，センナエキス，ピコスルファートナトリウム），浸潤性下剤［ジオクチルソジウムスルホサクシネート（バルコゾル®）］，膨張性下剤［カルメロースナトリウム（バルコーゼ®）］などがあり，ビサコジルなどの排便促進用坐剤も有用です．

センノシドやセンナエキスは，センナに含まれる配糖体が腸内細菌で分解されたアントラセン誘導体が大腸を選択的に収縮させて緩下作用を示します．ピコスルファートナトリウム（ラキソベロン®，シンラック®）は大腸で腸内細菌により加水分解されて蠕動亢進と水分の吸収阻害作用によって効果を発現します．効果は服用6〜8時間後に発現し，就寝前に服用します．

刺激性下剤では耐性を生じる薬剤が多く，効果が減弱した場合はほかの薬剤を試みるべきでしょう．膨張性下剤の効果発現には多量の水分摂取が必要で，透析患者では避けるべきでしょう．

〔徳本正憲，平方秀樹〕

Q173 10. くすり

降圧薬はどう使いますか？
注意点は何ですか？

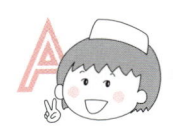

適切なドライウエイトにもかかわらず，高血圧が持続する場合が降圧薬の適応です．降圧目標はWHOの基準値ですが，合併症の程度によっては急激な過度の降圧が臓器障害を助長する可能性があります．最近は1日1～2回服用の長時間作用型の降圧薬が一般に用いられます．

透析患者さんでは透析間の血圧を正常にコントロールするばかりでなく，透析中・後の低血圧にも十分注意する必要があります．透析患者さんでは血圧の日内変動や夜間降圧が少なくなるといわれています．透析中・後の低血圧を予防するために，1日1回服用の薬剤であれば夜に投与し，1日2回服用の薬剤ならば朝は投与しない，などの工夫が効果的なこともあります．早朝高血圧に対しては，α_1ブロッカーやカルシウム拮抗薬を就寝前に服用すると効果を認めることがあります．

降圧薬の投与にあたっては，薬物の代謝経路に注意する必要があります．一部のACE阻害薬（アンジオテンシン変換酵素阻害薬）やβブロッカーは腎排泄性であるために，透析患者さんでは排泄されず蓄積して副作用が発現しやすくなるのです．また，薬剤の透析性や蛋白結合性の違いも加わって，同系統の薬剤でも副作用の出現や程度には差が大きいことにも注意が必要です．

（原誠一郎，藤元昭一）

高血圧についてはQ136も参照．

10. くすり

Q174 昇圧薬はどう使いますか？注意点は何ですか？

　　血液透析に関する低血圧では，透析中に生じる血圧低下と，常に低い持続性低血圧があります．

　透析中に生じる低血圧はショックによる生命の危険があるほか，透析効率の低下をきたす可能性があります．緊急時には，下肢挙上，酸素吸入を始め，血流量を減少させ，限外濾過を中止し，生理食塩液補液，高浸透圧液（10％食塩液，グリセオール®，マンニットール®など）を補液し，効果がみられない場合は昇圧薬を投与します．昇圧薬は，カテコラミン（ノルエピネフリン®），塩酸エチレフリン（エホチール®）の静脈内投与が一般的です．

　透析中いつも血圧低下がみられる場合は，まず，低血圧の原因をとり除く対策をとります．適切なドライウエイトの設定，透析前の降圧薬の減量・中止，透析中の食事摂取の回避，循環動態に影響が少ない透析方法［ダイアライザー面積の減少や血液回路の短縮，高ナトリウム透析，低温透析，血液濾過，血液透析濾過，持続緩徐式血液（透析）濾過，対外限外濾過法，CAPD（持続的携行式腹膜透析）］の選択を行い，これでも血圧低下がみられる場合に低血圧発症の予防対策として経口の昇圧薬の投与を行います．通常用いられているものはメチル硫酸アメニジウム（リズミック®），ミドドリン（メトリジン®），ドロキシドパ（ドプス®），エチフレン（エホチール®）です．半減期が遅い薬剤は透析後に反跳性（リバウンド）の高血圧をおこすことがあるので注意します．非透析時も含め常時低血圧の患者にも同様の内服昇圧薬を用います．

（樋口千恵子）

Q175 非ステロイド性抗炎症薬はどう使いますか？注意点は何ですか？

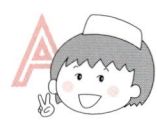

　非ステロイド性抗炎症薬（NSAIDs）は，消炎・鎮痛・解熱の3つの作用をもつ対症療法薬です．
　NSAIDs を使用する場合，透析患者さんでは，飲水制限により，薬剤が食道や胃壁粘膜へ付着し，潰瘍をつくることがあります．そのため，胃腸障害をおこしにくいプロドラッグや，プロスタグランジンの産生を抑制しない COX-2 選択的阻害薬が使われています．ジクロフェナクナトリウムの坐剤（ボルタレン坐剤）は，鎮痛効果は強いけれど，胃腸障害もあるため，期間を考慮して処方します．

　使用量は，透析患者さんでも減量の必要はありません．しかし，透析患者さんは，胃炎や消化性潰瘍の合併も多いので，NSAIDs 使用時には胃粘膜保護薬や抗潰瘍薬を併用することが重要です．患者さんには，消化器症状がなくても貧血の進行や黒色便の有無には注意してもらうように指導します．

　また，NSAIDs は，腎血流低下や尿量低下をきたすので，残存腎機能が保たれている患者さんには使用できません．原則として，急性期炎症性疾患には半減期の短いものを，長期コントロールを要する疾患や高齢者には半減期の長いものを選択します．

　NSAIDs の多くは，肝臓で代謝されるため，肝機能障害者には注意が必要です．また，NSAIDs は，蛋白結合率が高いため，透析では除去されません．

（長谷川進，西　慎一，下条文武）

10. くすり

Q176 高カリウム血症治療薬はどう使いますか？注意点は何ですか？

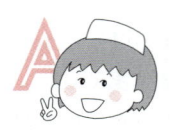

血清カリウム（K）値が 5.0 mEq/L 以上を高カリウム血症と定義しています．透析患者さんに高カリウム血症が認められ，心電図変化（テント状 T 波，QRS 幅拡大など）が出現した場合は，早急に血液透析を開始します．しかし，それが困難な場合は，高カリウム血症治療薬（**表**）の静脈内投与を行い，その後必要なら血液透析を施行します．

（長谷川進，西　慎一，下条文武）

☞ 高カリウム血症については Q132 を参照．

表 高カリウム血症治療薬の処方例と注意点

	高カリウム血症治療薬と投与方法	奏効時間	持続作用時間	作用機序	注意点
K拮抗薬	10%グルコン酸カルシウム（カルチコール®）10〜20 mLを1〜2分以上かけて静注	1〜3分	30〜60分	細胞膜の興奮低下（心筋保護）	ジギタリス製剤を使用中は，急速なK値の低下，中毒症状．心電図モニター．炭酸水素ナトリウムと同時に投与すると炭酸カルシウム沈殿．
ブドウ糖＋インスリン	10%ブドウ糖500 mL＋レギュラーインスリン5〜10単位を2時間以上かけて点滴静注	15〜45分	4〜6時間	Na-K ATPアーゼ（細胞内へのK移行促進）	低血糖対策（血糖測定）．高血糖の場合はインスリンのみ．低血糖の場合グルコースのみ．
陽イオン交換樹脂	Na型イオン交換樹脂（ケイキサレート®）もしくはCa型イオン交換樹脂（カリメート）5 g×4を経口	1〜2時間	4〜6時間	消化管でNa，CaとK交換	Ca，Naの負荷．便秘．
アルカリ化剤	7%炭酸水素Na（メイロン®）10〜100 mLを10〜30分かけて静注	5〜15分	2〜4時間	酸・塩基平衡	Na負荷による高血圧，心不全．
利尿薬	フロセミド（ラシックス®）40〜80 mg×1〜2回を1〜2分かけて静注	1時間以内	さまざま	遠位尿細管でK分泌促進	極端な利尿は脱水により腎機能悪化．

くすり

10. くすり

Q177 抗菌薬はどう使いますか？注意点は何ですか？

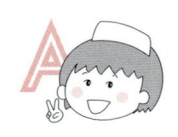

抗菌薬を使う上でもっとも大切な点は，本当に必要なときに，原因菌にもっとも有効と考えられるものを必要十分量かつ最少限に使うことです．中途半端な使用は害があるだけです．

抗菌薬はある一定以上の血中濃度を一定時間以上維持する必要があるものがほとんどです．これらのことを念頭に，透析患者さんで注意することは，健常であれば腎臓から排泄される多くの薬剤の腎臓からの排泄がほとんどないこと，つまり容易に血中濃度が上がりやすいことと，逆に血液透析により除去されるものがあることです．また透析方法によって除去量が異なる点も留意しなければなりません．したがって透析患者さんでは抗菌薬の使用方法が，一般の患者さんとは全く異なることを忘れないことです．

一般的な留意点は投与回数と投与量を減量しなければいけないことがほとんどで，原則として透析後または終了時に投与します．また血中濃度が測定できる薬剤では適当な時期に濃度を測定しながら投与量を細かく調節しなければなりません．

ひとつだけ必ず守っておいてほしいことは，透析患者さんに抗菌薬を投与するときは，薬剤ごとの投与方法に関する多くの手引書が出ていますので，めんどうくさがらずに必ず参照することです．

〔深津敦司〕

10. くすり

Q178 抗結核薬はどう使いますか？注意点は何ですか？

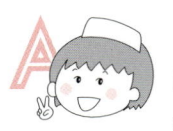

　血液透析患者さんは，感染弱者であり結核の感染には細心の注意が必要です．結核が疑われた場合，必要な量を，原則として複数剤投与します．結核が悪化すれば透析患者さんでは生命に危険がおよぶ可能性があること，また耐性菌が生じると治療が困難なことから，積極的な治療が必要です．

　一般的にはイソチアニド（イスコチン®），リファンピシン（リマクタン®），エタンブトール（エサンブトール®）の3剤がよく使われます．

　これらのうちイスコチン®がその有効性からもっともよく使われます．この薬剤は神経症状が副作用として出やすいためビタミンB6と併用することが多いのですが，透析患者ではビタミンB6を使用していても神経症状が出やすいとされていますので注意が必要です．透析でかなり除去されるのですが，この薬の代謝物が蓄積されることがあるとされ，通常より減量して使われることがほとんどです．

　リマクタン®は肝臓で代謝され，透析もされないため通常量が投与可能です．

　抗結核薬は長期に使用されるため，漫然と投与されがちですが，透析患者さんでは常に副作用に留意しつつ，投与中止時期を的確に判断する必要があります．

（深津敦司）

10. くすり

Q179 抗ウイルス薬はどう使いますか？注意点は何ですか？

　スペースの関係でHIVやウイルス性肝炎の治療にはふれません．

　抗ウイルス薬は，投与にあたって抗菌薬以上に注意が必要です．透析患者さんでは意識障害などの重篤な副作用が多く報告されているからです．抗ウイルス薬としてよく使われるものとしては，インフルエンザに使われるアマンタジン（シンメトレル®），オセルタミビル（タミフル®）と，帯状疱疹や単純疱疹に使われるアシクロビル（ゾビラックス®），ガンシクロビル（デノシン®），バラシクロビル（バルトレックス®）があります．

　インフルエンザは透析患者さんの場合重症化することがあるので積極的に治療すべきですが，インフルエンザである確診が必要でかつ早期（48時間以内）に投与しなければなりません．タミフル®は投与法は確立されていませんが，透析性はあるものの1回投与で十分とされています．そのほかにあげた抗ウイルス薬はいずれも中枢性の副作用があり，指示に従って減量していても，意識障害やけいれんなどの副作用がでる可能性があり要注意です．

　初期の症状としてちょっとした性格の変化や発語内容が異常のこともあり，いつもと違うと思ったら中枢性の副作用の発現を考える必要があります．

　アマンタジン以外は透析で比較的抜けやすいので，透析で除去することもできます．

（深津敦司）

10. くすり

Q180 強心薬はどう使いますか？注意点は何ですか？

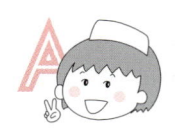

代表的強心薬であるジギタリス薬は，心筋収縮力の増強，あるいは頻脈性不整脈（心房細動など）の心拍数をコントロールする目的に使用されます．透析患者さんでは，ジギタリス薬を使用するにあたり注意点があります．

①ジギタリス薬はどの種類でも最終的には腎臓が主な排泄経路であるため，用量調節が必要である．

②透析後の低カリウム血症は，ジギタリス中毒（食欲不振，悪心，嘔吐，不整脈など）をおこしやすい．

③潜在的にでもジギタリス中毒が存在する場合には，高カリウム血症があると相乗的に作用し，完全房室ブロックなどの危険な不整脈を誘発する可能性がある．

①〜③の問題に対し，TDM（治療薬物モニタリング）により適正血中濃度を監視する必要があります．ジギタリス薬の代表であるジゴキシンは，代謝や適正血中濃度がすでに詳細に検討されており，同薬を使用されることが多いようです．ただ，適正血中濃度内にあってもジギタリス中毒をおこす場合があり，注意が必要です．実際には，ジゴキシン製剤（1錠 0.25 mg）を 1/2 錠，透析後に投与することが多いようです．トラフ（薬剤服用前）の血中濃度を 1.0 ng/mL 以下にしておいたほうが安全といわれています．

（佐藤祐二，藤元昭一）

10. くすり

Q181 抗不整脈薬はどう使いますか？注意点は何ですか？

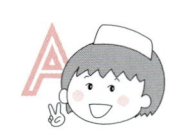

透析条件（除水速度，透析液K濃度など）を調整しても不整脈が出現し自覚症状や循環動態の変動を伴う場合，虚血性心疾患など基礎に心疾患を有する場合，または，重篤の致死的不整脈の場合に薬物治療の適応となります．抗不整脈薬は薬物動態からボーン・ウィリアムズ（Vaughan Williams）分類（**表**）に分類されます．頻脈性不整脈（心室性頻拍，心室細動，持続が長い場合や器質的な心疾患を有する患者さんの上室性頻脈性不整脈）は直流除細動の適応で，再発予防として薬物療法を行います．心室性不整脈の緊急時にはキシロカイン®，アミサリン®，リスモダン®などを生理食塩水や5％ブドウ糖液に溶解して静脈投与し，必要に応じて直流除細動を試みます．

いずれの場合にも，心電図や血圧を監視しながら，QRS延長や血圧低下を認めた場合には投与を中止します．慢性的な場合には，メキシチール®やアスペノン®を投与します．循環動態が悪化する頻脈性心房細動は直流除細動の適応ですが，徐脈化を目的としては，ジゴシン，ワソラン®の静脈投与や経口投与が有効です．抗不整脈には低血糖などの重篤な副作用（シベノール®，タンボコール®，サンリズム®）や不整脈を誘発する催不整脈作用を有する薬剤があり，使用中はTDM（治療薬物モニタリング）を施行し，自覚症状とともに，電解質濃度や心電図を厳重に監視します．徐脈性不整脈で，緊急時には硫酸アトロピン静注やプロタノール®の点滴静注を行います．

（徳本正憲，平方秀樹）

表　薬物動態からみた透析患者における抗不整脈薬の使い方

分類	薬剤	主要排泄路	半減期（時間）正常	半減期（時間）透析例	腎不全（GFR 30以下）および透析患者 投与量（mg/日）	腎不全（GFR 30以下）および透析患者 投与間隔（時間）	透析による除去
Ⅰa	プロカインアミド	肝（60%）	2.5～4.9	4～14	250～1,000	6～12	あり（HD）
Ⅰa	ジソピラミド	腎（60%）	4～10	10～18	100～200	12～24	あり（HD）
Ⅰa	シベンゾリン	腎（80%）	5～7	22	50～100	12～24	あり（HD）
Ⅰa	ピルメノール	腎（70%）	7～11	約1.5倍に延長	－	－	資料なし
Ⅰb	メキシレチン	肝（65%）	10	12～15	200～300	8～12	あり（HD, PD）
Ⅰb	アプリンジン	肝（95%）	約50	正常に同じ	40～60	8～12	なし
Ⅰc	プロパフェノン	肝（85%）	2～4.1	正常よりやや延長	300～450	6～8	なし
Ⅰc	フレカイニド	腎（85%）	11	26	50～100	12	なし
Ⅰc	ピルジカイニド	腎（80%）	4～5	23.7	25～75	24～48	あり（HD）
Ⅱ	プロプラノロール	肝	2.3～4.3	HD 2.8 非HD 4.0	30～60	健常人に同じ	なし
Ⅱ	メトプロロール	肝	3	3	60～120	健常人に同じ	なし（?）
Ⅲ	アミオダロン	肝	13.4	－	導入期400 維持期200	健常人に同じ	なし
Ⅳ	ベラパミル	肝	3.5	3.8	90～120	健常人に同じ	なし
Ⅳ	ベプリジル	腎（50%）	3.4	－	慎重投与	－	－

HD：血液透析（hemodialysis），PD：腹膜透析（peritoneal dialysis）．

10. くすり

Q182 睡眠導入薬はどう使いますか？注意点は何ですか？

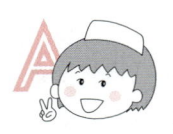

一般に，ベンゾジアゼピン系睡眠導入薬が用いられます．主に肝臓で代謝され，透析性は低いので，透析患者さんにも常用量で通常は問題ありません．しかし，透析患者さんにおける薬物動態には不明な点も多いため，少量からの投与がより安全と考えられます．

睡眠導入薬は作用時間により以下のように分けられています．
①超短時間作用型（アモバン®など）．
②短時間作用型（レンドルミン®など）．
③中間作用型（ロヒプロール®など）．
④長時間作用型（ソメリン®など）．

不眠のパターンに合わせて，入眠困難や中途覚醒が問題である患者さんには超短時間作用型を，早朝覚醒であれば中間ないしは長時間作用型を選択します．服用後は，高齢者では転倒や脱力の危険性があること，若年者では翌日の車の運転などに影響があることに注意しておきます．

透析患者の睡眠障害の1つであるレストレス・レッグズ（restless legs）症候群（むずむず脚症候群）には，一般的な睡眠薬の効果はあまり期待できません．抗てんかん薬のクロナゼパム（ランドセン®，リボトリール®），カルバマゼピン（テグレトール®）などが有効なことがあります．不眠の原因について，正しい診断を下すことが必要でしょう．

（福留理恵，藤元昭一）

☞ 不眠については Q119 を参照．

10. くすり

Q183 かゆみに対してはどういう薬物療法をしますか？注意点は何ですか？

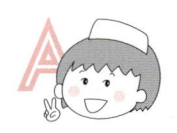

かゆみ（☞ Q115）は透析患者さんの主要な悩みです．その原因は単一ではなく，透析不足や高カルシウム血症，二次性副甲状腺機能亢進症，皮脂欠乏，汗腺の機能低下に伴う皮膚疾患などが考えられます．まず最初にこれらの原因の除去に努めます．

それでもかゆみが軽減しない場合には薬物治療を行います．その際，抗ヒスタミン薬（レスタミン®，ポララミン®，アタラックス®など），抗アレルギー薬（アレグラ®，クラリチン®，ジルテック®など）が，内服・注射・外用薬として用いられます．これらのなかには透析患者さんでは用量が非透析患者さんと異なるものがあるので注意が必要です．

かゆみが著しい場合に副腎皮質ステロイド（プレドニン®など）が使われることがあります．しかし感染の誘発や糖代謝の悪化などの副作用があるため長期にわたる全身投与はできるだけ行わないようにし，外用薬でも多量の長期投与は避けるべきでしょう．ほかに注射剤では強力ネオミノファーゲンC®，ノイロトロピン®などが使われます．

また，透析患者さんの皮膚は乾燥し角化気味なので，皮膚の保湿を図るため，尿素（ウレパール®），ビタミンA（ザーネ®）などの外用薬も使用されます．

（喜田亜矢，阿部貴弥，深川雅史）

11. 日常生活を指導する

Q184 外来通院している透析患者さんの日常生活指導のポイントは何ですか？

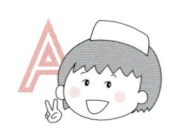

1. 長期予後をよくするために：透析患者さんの死因の多くを占める心不全や心筋梗塞，脳血管障害を予防するため，以下のような指導が必要です．

①塩分・水分管理：透析間の体重増加を抑えるために，塩分制限や水分制限（塩分は1日7g程度，水分は尿量＋300～500 mLがめやす）が不可欠です．

②血圧管理：塩分制限，薬剤内服の徹底．

③禁煙．

④脂質・血糖コントロール：高脂血症や糖尿病などの患者さんでは，食事指導や薬剤内服，インスリン注射の徹底などが必要です．

⑤リン・カルシウム管理：高リン血症や高カルシウム血症の場合は，それを防ぐ食事指導，リン吸着薬内服などの徹底が必要です．

2. 緊急に連絡が必要なこと

①高カリウム血症：致死的不整脈や心停止をひきおこし，突然死の原因になるので，口唇のしびれ，四肢の脱力感などの症状が出現したときには，ただちに来院してもらい緊急透析を行います．

②心不全・肺水腫：起座呼吸や呼吸困難などの症状が出現したら，ただちに来院してもらい，必要な場合は緊急透析を行います．

3. 他の疾患にかかったときの注意：風邪や下痢などでも市販薬内服はなるべく控え受診するよう指導します．また歯科や耳鼻科など他の医療機関を受診する際は透析患者であることを伝えてもらうか紹介状を書いてもらうように指導します． （田北貴子，菱田 明）

Q185 長期入院中の透析患者さんの日常生活指導のポイントは何ですか？

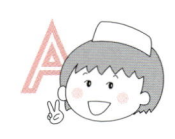

11. 日常生活を指導する

透析患者さんが長期入院する理由としては，高齢化あるいは合併症のためにADL（日常生活動作）の低下をきたし，通院困難になったためであることがほとんどです．そこで，なるべくぼけずに，自立・安定した入院生活を送るために，以下のような指導が必要になります．

①リハビリテーション：長期入院するとベッド上の生活が長くなるため，高齢や脳梗塞その他の合併症によるもともとのADLの低下に加え，運動不足による筋力低下があり，さらにADLの低下が進行しやすくなります．また，褥瘡ができたり，骨密度の低下から骨折をおこしやすくなったりします．日中はなるべく起床する，座位を保つ，体位交換を行うなど，状態に応じたリハビリテーションが必要です．

②栄養管理：入院食を基本に，状態に応じて食べやすいように工夫します．たとえば，飲み込みが悪い患者さんには，きざむ・とろみをつける，というようにします．食事量が少なく栄養状態の悪い患者さんには栄養補助食品などの使用も考慮します．

③目標をもつ：退院の可能性のある患者さんについては，それを目標に治療意欲を喚起します．退院・自宅復帰が無理な患者さんでも，家族の協力を得て，なるべく外泊や外出をしてもらい気分転換や楽しみをもてるようにします．

（田北貴子，菱田　明）

11. 日常生活を指導する

Q186 シャント管理の指導のポイントは何ですか？

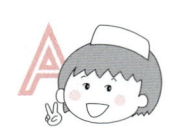

1. シャント音・スリルの確認，シャント血管の確認：毎日1回は，シャント血管の視診，聴診器でのシャント音の確認，手でスリルの確認をする習慣をつけてもらいます．シャントが狭窄・閉塞すると，シャント音が減弱・消失し，スリルを触れなくなり，シャント部の痛みや発赤が出現します．そのような場合にはシャント部をマッサージしつつ，すぐに受診してもらいます．シャント感染すると，シャント血管の発赤や腫脹，疼痛がみられます．ふだんからシャント肢の清潔を保つとともに，感染徴候のある場合にはすぐ来院してもらいます．

2. シャント狭窄の予防：極端な血圧低下時や脱水時にはシャント閉塞をおこすことがあるので，シャント音やスリルの確認をさせ，シャント部を圧迫しないよう次のような点に注意します．

①重い荷物やバッグ，犬のひきづななどをかけない．
②手枕をしない．
③腕時計をしない．
④バレーボールなど，腕に直接衝撃が加わるスポーツはしない．
⑤原則的にシャント肢では血圧を測らない（緊急時を除く）．

3. シャント出血の予防・対処：シャントを傷つけると大量出血をおこし生命に危険を及ぼします．シャントに傷をつけやすい危険な作業やスポーツはなるべく避けます．出血したら，しっかり圧迫止血しながらただちに来院してもらいます．また，透析後にいったん止血した後，穿刺部より再出血をおこすことがあります．この場合もすぐに圧迫止血してもらいます．

（田北貴子，菱田　明）

Q187 血圧管理についての指導のポイントは何ですか？

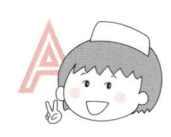

11. 日常生活を指導する

1. **高血圧であると困ること**：高血圧のために脳出血や脳症をおこすことがあります．また頭痛の原因になることもあります．高血圧が持続すると動脈硬化や臓器障害を進行させる危険があります．

2. **高血圧を改善するために**：透析患者さんの高血圧は容量依存性のことが多く，中2日あいた透析日の透析開始前に血圧が上がることが多くみられます．体重増加をなるべく少なくおさえてもらうとともに，塩分制限も必要です．

また，処方された降圧薬は指示どおり確実に内服してもらいます．自宅での定期的な血圧測定もすすめます．

3. **低血圧**：長期透析の患者さんでは持続性の低血圧がよくみられます．めまいやふらつきなどの症状がある場合には，昇圧薬やドロキシドパ（ドプス®），塩酸ミドドリン（メトリジン®），メチル硫酸アメジニウム（リズミック®）などを使用します．

起立性低血圧は，とくに糖尿病の自律神経障害のある患者さんに多くみられます．非透析時や透析開始時には高血圧で，透析開始後や，終了して立位になったときに著明な低血圧を生じます．透析間の体重増加をなるべく少なくしてもらうことに加え，昇圧薬やドプス，メトリジン，リズミックなどを使います．透析終了後はすぐに起立せず，臥位から座位へ，座位から起立へと，ギャッジアップなども使用しながら時間をかけておこしていく工夫も必要です．

（田北貴子，菱田　明）

11. 日常生活を指導する

Q188 体温管理についての指導のポイントは何ですか？

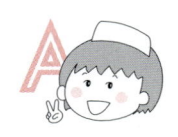

体温測定は，感染症の早期発見に簡便かつ有用な検査です．とくに透析患者さんは免疫力の低下や低栄養のため，感染が重症化しやすいので，早めに発見し治療することが重要です．また血液透析開始前に体温測定を行うことにより透析前の体調，とくに感染症を中心とした発熱をきたす疾患に罹患していないかどうかチェックすることができます．

血液透析を施行している患者さんの大多数が，上肢に内シャントを作製されブラッドアクセスとして使用されています．体温測定に際し，シャント側の腋窩温を測定すると，シャント側には動脈血が直接静脈内に流入するため，非シャント側と比べ高温となります．そのため，非シャント側で測定することが基本となります．

また，透析後の測定で発熱がみられた場合，とくに透析終了後のみに発熱をくり返す場合には，透析膜および回路による影響や，透析中に使用された薬剤の影響，あるいは透析液がエンドトキシンなどにより汚染している場合などの原因が考えられます．原因の検索・特定をし，その対応を行う必要があります．

（木原隆司，中尾一志，槇野博史）

☞ 発熱については Q112 を参照．

Q189 体重管理についての指導のポイントは何ですか?

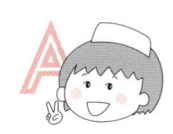

11. 日常生活を指導する

　体重増加とは,健常人では脂肪または筋肉量がふえることを意味しますが,透析患者さんでは前回透析後の体重すなわちドライウエイトからの体重増加分を示します.数日内で脂肪や筋肉量が大きくふえることは考えにくく,その原因のほとんどは透析間によぶんな水分が体内に摂取されるためです.脂肪または筋肉量がふえたと考えられる場合にはドライウエイトを増加して対応します.

　一般的にドライウエイトを基準として,透析間の体重増加を中1日の場合3%以内,中2日の場合5%以内に抑えて来院するように指導します.具体的な飲水量としては一日尿量に不感蒸泄分および便中に排泄される水分を加えた量,すなわち,およそ尿量＋1,200〜1,500 mLの水分摂取は可能となります.この際の水分量は食事中に含まれる水分もあわせて合計した量となります.塩分摂取量が過量のため口渇が増強し,結果として水分摂取量が増加してしまうこともあるので,飲水制限とともに塩分制限の指導もあわせて行う必要があります.これらの点を看護師および栄養師が連携して指導するとより効果的です.

　いずれにしても体重増加が多いとうっ血性心不全をきたし致死的となる場合があり,かつ時間あたりの除水量が増加し透析中の血圧低下の原因となるため,厳格な体重コントロールが望まれます.

（木原隆司,中尾一志,槇野博史）

11. 日常生活を指導する

Q190 運動指導のポイントは何ですか？

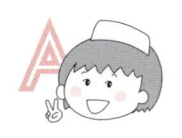

透析患者さんは疲労感や体調不良を理由に，どうしても運動不足になりがちです．継続的な運動は，心肺機能や筋力増強以外にも，食欲増進や，便通および睡眠異常の改善，ストレス解消などの効果が期待できます．

透析患者さんは高頻度に心血管系または骨関節系の合併症を有しているため，はじめから強い運動をすると逆効果となる危険性があります．まず医師が心肺機能や骨関節の状態をチェックし，透析合併症が運動にさしつかえないか判断する必要があります．

さらに，運動を始める前には血圧と脈拍を測定し，血圧の変動や発熱など体調が不良である場合には，運動を控えるよう指導します．個々の患者さんに応じた適切な運動処方を指導する必要があるので，理学療法士とも連携してあたることにより，充実した指導が可能となります．

最後に，透析導入患者さんの急速な高齢化に伴い，介護が必要で外来維持透析が困難となる患者さんが今後増加することが予想されます．透析患者さんが豊かな社会生活を営むためにも，運動により肉体的・精神的な自立の向上をめざす必要があります．

（木原隆司，中尾一志，槇野博史）

11. 日常生活を指導する

Q191 睡眠（不眠対策）についてはどう指導したらいいですか？

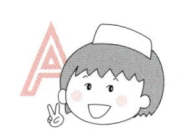

透析患者さんは一般人にくらべ不眠を訴えることが多く，その原因として尿毒素の蓄積，皮膚瘙痒症（かゆみ），疼痛，不安，抑うつなどがあげられます．不眠を放置した場合には食欲低下，体重減少，集中力低下など患者さんの日常生活に支障をきたす可能性もあり，原因に応じた対策が求められます．

まず腎性骨異栄養症，透析アミロイドーシスや手根管症候群に伴う疼痛，皮膚瘙痒症など明らかな透析合併症による不眠であれば，これらの原因治療が優先されます．

また，透析患者さんは「昼間の傾眠」と「夜間の不眠」という特徴的な不眠のパターンを示すので，可能なかぎり日中は活動し，夜間に睡眠をとる習慣をつけるよう指導することが重要です．

そのほか，透析患者さんは睡眠時無呼吸症候群を合併する頻度が高いことが知られていますので，昼間の傾眠傾向，夜間のいびきなど疑わしい症状があれば，専門の医療機関への受診が必要となります．

いずれにしても，不眠の原因に応じた対処を行うことが患者のQOL（生活の質）向上に重要です．

（木原隆司，中尾一志，槇野博史）

☞ 不眠についてはQ119も参照．

11. 日常生活を指導する

Q192 便秘対策はどうしたらいいですか？

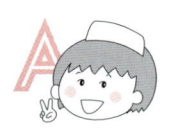

便秘になりやすい原因と対策を以下に示します．
①食物繊維摂取不足（野菜や果物を控えるため）．
→食物繊維を摂取する（キノコ類，海草類など．これらは同時にカリウムも多く含むので注意が必要）．
②便秘になりやすい薬の服用（カリウム薬，リン吸着薬など）．
③糖尿病や尿毒症による神経障害（大腸や直腸の運動障害）．
④腸内の水分喪失（水分制限，透析による除水）．→適度な運動や適切な生活リズム（毎朝の排便習慣）．
⑤運動不足，寝たきり．
⑥抗菌薬の多用による腸内細菌叢の変化．

しかし，多くの場合，下剤によるコントロールが必要です．
便秘薬の種類を以下に示します．
①便を軟らかくする浸透圧下剤や膨脹性下剤（ソルビトール，ラクツロースなど）．
②腸を刺激する刺激性下剤（プルゼニド®，アローゼン®，ラキソベロン®など）．
③浣腸剤，腸内細菌バランスを整える薬．
④その他（ポリフル®など）．

ラキソベロン以外，刺激性下剤の多くは耐性をきたすため頓用で用い，基本的には浸透圧下剤を主にするのがよいようです．

（宮崎正信，中沢将之，中沢有香）

☞ 便秘薬については Q172 も参照．

11. 日常生活を指導する

Q193 性生活についてはどう指導したらいいですか？

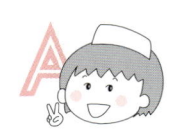

透析患者さんの約4割に性機能障害がみられるといわれます．男性では，性欲の低下，勃起不能，勃起時間の短縮，勃起硬度の低下など，女性では，性交時出血，受胎能の低下，月経異常（約9割），性欲の減退，オルガスムスの減弱，乳漏などです．日本では性の悩みを相談する習慣がないため，自信喪失，焦燥，嫉妬妄想，情緒不安定など心身症やうつ状態として表面化したり，欲求不満からの代償行為（セクハラ）に及ぶこともあります．

主な原因や，性生活に障害を与える因子を以下に示します．

①性腺ホルモン値の変化［LH, FSH↑, PRL↑, TS↓（順に黄体形成ホルモン，卵胞刺激ホルモン，プロラクチン，テストステロン）］．

②自律神経系の障害（尿毒素，糖尿病，脳血管障害）．

③局所の血管障害．

④亜鉛の欠乏．

⑤薬剤による性欲低下作用：降圧薬，βブロッカー，H_2ブロッカー，スルピリドなど．

⑥その他，透析日の疲労感，腎性貧血，骨病変，高血圧．

治療法は，勃起障害にはバイアグラ®，メチルB12（メコバラミン），女性の性交時出血には局所クリームなどがあり，医療者が医学的な問題を把握するほか，心理的障害の理解，必要に応じて専門医（泌尿器科医や産婦人科医）へさりげなく紹介することも大切です．しかし一方で透析スタッフが患者さんの欲求不満解消・性愛の対象になることもあり要注意です． 　（宮崎正信，中沢将之，中沢有香）

11. 日常生活を指導する

Q194 妊娠・出産についてはどう指導したらいいですか？

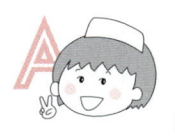

女性透析患者さんは，受胎能の低下，月経異常（月経不順，無月経，機能性子宮出血）などがあり，妊娠の機会はきわめて少なくなります．また仮に妊娠しても，高血圧や切迫早産，未熟児出生の危険性が高く，早産や死産，奇形児の出産なども多くなります．東京女子医科大学の東間らの報告（1996年）では，女性透析患者33,889名の妊娠件数は172件（0.44％），出産件数は90件（0.23％）と，透析患者さんの妊娠・出産はかなり少ないことがうかがわれます．

現在では全身状態が安定していれば妊娠は禁忌にはなりません．とはいえ，妊娠中は厳しい医学的な管理が必要です．透析患者さんは生理不順なことが多く尿定性もできないため，妊娠に気づきにくく胎児を不利な条件にさらすことが多くなります．そのため，とくに計画的妊娠・出産が望まれます．妊娠が判明したらできるだけ尿毒症の影響を子供に与えないために，透析回数の増加や透析時間の延長など細やかな配慮が必要です．またふだんの血圧コントロールも厳重に行う必要があります．

このように透析患者さんの妊娠を維持するためにはさまざまな配慮と努力が必要です．しかし何よりも，苦難にうちかとうとする患者さん自身の気持ちと周囲の人々の精神的サポートが求められます．

（宮崎正信，中沢将之，中沢有香）

11. 日常生活を指導する

Q195 旅行を希望する患者さんに対してはどう指導したらいいですか？

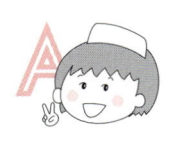

透析患者は週3回の透析が必須で，透析をしなければならないことを患者さん自身もよく理解しているため旅行には消極的になりがちです．医療サイドにとっても，患者さんのリスクを避けるためあまり積極的に旅行をすすめない傾向にあるようです．

しかし透析患者さんの本当の意味でのQOL（生活の質）を考えると，旅行には積極的に協力し，すすめたいと考えます．もちろん列車やバス，飛行機の旅行時間に耐えられるかの判断をはじめ，リスクは最少限にするよう，責任をもって配慮しなければなりません．このため，まず旅行中の透析病院との密な連携が必要です．透析条件や医学的な状況だけでなく，患者さんの性格や嗜好なども連絡しておくべきです．もちろん旅行日程にも十分アドバイスが必要です．万が一に備えて透析を予定以外にしなくてはいけない場合も想定しておきましょう．

著者らは海外旅行の支援にも積極的にかかわってきました．インターネットや親しいドクターに直接連絡するなどして，十分海外の施設と連絡をとり，飛行時間と時差などを考慮して事前に万全の計画を立てておきます．多くの国の施設では受け入れが決まると，記入すべき用紙が送られてきます．手順はむずかしくないので，ぜひ積極的にかかわっていきましょう．

（深津敦司）

12. 社会保障を活用してもらう

Q196 医療費軽減のための具体的方法にはどういうものがありますか？

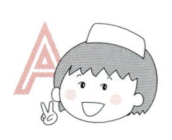

　　　透析患者さんのように長期間高額な治療を継続する必要がある者に対し，自己負担限度額を月1万円に定めた公費負担医療制度があります．申請により認定されれば「特定疾病療養受療証」が交付されます．療養を受ける際に，被保険者証に添えてこの受療証を医療機関に提出して下さい．自己負担限度額は月1万円となります．

　さらに，市区町村の福祉事務所において，身体障害者手帳の取得申請をして下さい．透析治療が必要な状態はほとんどが1級（まれに3級）に相当します．身体障害者手帳の取得により，身体障害者福祉法による更生医療や重度障害者医療費助成制度，あるいは児童福祉法による育成医療が利用可能となり，月1万円の自己負担額をより少なくすることも可能です．

　そのほかに，国保一部負担減免制度や国保料減免制度もあります．国保一部負担減免制度は，医療費を免除または軽減する制度です．免除される対象は生活保護基準1.1倍以下の収入世帯，軽減される対象は生活保護基準1.1倍から1.3倍の収入世帯です．国保料減免制度は，疾病などの理由により生活が著しく困難であると認められる世帯に国保料が免除または軽減される制度です．

〈頼岡德在，土井盛博〉

12. 社会保障を活用してもらう

Q197 障害者手帳の申請はどうしたらいいですか？

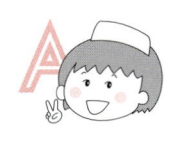

　視覚障害，聴覚または平衡機能の障害，音声機能，言語機能またはそしゃく機能の障害，肢体不自由，内部障害（心機能障害，腎機能障害，呼吸器機能障害，膀胱機能障害，直腸機能障害，小腸機能障害，免疫機能障害）の診断が確定しており，永続する場合，身体障害者福祉法第15条第1項指定医師の診断書を添えて福祉事務所経由にて都道府県知事（指定都市では市長）に身体障害者手帳の交付を申請して下さい．障害が法別表に該当すると認められた場合，身体障害者手帳が交付されます．障害の程度に変化のあった場合には再交付申請も可能です．

　受けられる福祉サービスは，その等級などによって若干異なりますが，税金（所得税，住民税，自動車・軽自動車税，利子課税，相続税，事業税）の減免や控除のほか，交通機関（JR，バス，タクシー，航空機）料金の割引，福祉施設への入所や公営住宅への入居の優先権，身体障害者雇用の対応などがあります．各種相談窓口が設けられていますので，くわしくは市区町村の福祉事務所に問い合わせて下さい．

〔頼岡德在，土井盛博〕

Q198 腎機能障害認定基準とは何ですか？

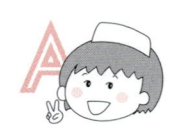

12. 社会保障を活用してもらう

腎機能障害における身体障害者認定基準は以下のように定められています．等級表の1級に該当する障害は，腎機能検査において，内因性クレアチニン・クリアランス値（Ccr）が10 mL/分未満，または血清クレアチニン濃度（sCr）が8.0 mg/dL以上であり，かつ，自己の身辺の日常生活活動が著しく制限されるか，または血液浄化を目的とした治療を必要とするもの，もしくはきわめて近い将来に治療が必要となるものをいいます．

3級に該当する障害は，Ccrが10 mL/分以上，20 mL/分未満，またはsCrが5.0 mg/dL以上，8.0 mg/dL未満であり，かつ，家庭内でのきわめて温和な日常生活活動には支障はないが，それ以上の活動は著しく制限されるか，または下記のいずれか2つ以上の所見があるものをいいます．

4級に該当する障害は，Ccrが20 mL/分以上，30 mL/分未満，またはsCrが3.0 mg/dL以上，5.0 mg/dL未満であり，かつ，家庭内での普通の日常生活活動もしくは社会でのきわめて温和な日常生活活動には支障はないが，それ以上の活動は著しく制限されるか，または下記のいずれか2つ以上の所見のあるものをいいます．所見とは，腎不全に基づく末梢神経症，腎不全に基づく消化器症状，水分・電解質異常，腎不全に基づく精神異常，X線写真所見における骨異栄養症，腎性貧血，代謝性アシドーシス，重篤な高血圧症，腎疾患に直接関連するその他の症状です． 〔頼岡德在，土井盛博〕

Q199 所得保障のための方法にはどういうものがありますか？

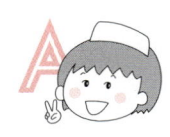

12. 社会保障を活用してもらう

check!

透析療法中の患者は，生活費の補填などのために，障害年金や傷病手当金を受けることができます．

1. **障害年金**：障害年金を受ける場合は，障害の程度について認定を受け，障害年金を請求する必要があります．障害認定は，透析療法を初めて受けた日から起算して3ヵ月を経過した日をもって行われます．透析療法を受けている場合には，原則として2級に認定されますが，主要症状，検査成績などによって1級に認定されることもあります．年金の支給額は認定の等級，厚生年金と国民年金のいずれの被保険者かによってそれぞれ異なります．問い合わせ先は，各市（区）町村または社会保険事務所です．

2. **傷病手当金**：健康保険（一般の国保を除く）の被保険者は，障害年金を受けるまでの間，透析療法のため労務に就くことができず，勤務先からの給料が本来の報酬額の40％を超えて減額された場合，その差額が傷病手当金として支給されます．問い合わせ先は，各健康保険の保険者です．

（飯田博行）

12. 社会保障を活用してもらう

Q200 利用できる社会資源にはどんなものがありますか？

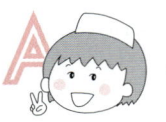

透析療法を受けている場合，次の制度が利用できます．［　］に各問い合わせ先を示します．

1. 身体障害者手帳の交付：腎機能検査において血清クレアチニンが 8.0 mg/dL 以上の場合，腎機能障害の認定を受けることができます．原則として身体障害者福祉法による身体障害者手帳 1 級が交付されます［市（区）町村］．身体障害者手帳 1 級が交付されますと，医療費助成［市（区）町村］，所得税，住民税，自動車税などの減免［税務署，都道府県税事務所，市（区）町村］および旅客鉄道運賃の割引や公共料金などの軽減［各担当事務所］の制度が利用できます．

2. 高額療養費制度：透析療法を受ける場合，高額療養費制度による特定疾患の対象となり，高額療養費が 1 万円までとなります［各健康保険の保険者］．

3. 介護保険制度：慢性腎不全の原因が糖尿病腎症の場合，40 歳以上 65 歳未満であっても，介護保険の特定疾患の対象となります．要介護状態と認定されれば，介護保険サービスが受けられます［市（区）町村］．

その他にも利用できる社会資源がありますので，くわしいことは市（区）町村などへ問い合わせて下さい．

（飯田博行）

索　引

欧文索引

A

α_1 ブロッカー　207
ABI/PWV　182
ACE 阻害薬　32, 86, 207
ACT (activated clotting time)　59
API (ankle pressure index)　170
ARF (acute renal failure)　5
ASO (arteriosclerosis obliterans)　170, 172

B

B 型肝炎　115
β ブロッカー　207
β_2MG　168
Bio-intact PTH 測定法　185
BNP　92
BUN　95, 179

C

C 型肝炎　116
Ca×P　161, 180, 201
$CaCl_2$　51
CAPD　9
Ccr　234
CE への連絡　122
CHF (continuous hemofiltration)　76
Cr　179
CRF (chronic renal failure)　6
CTR (cardiothoracic ratio)　69, 95

D

DFO (deferoxamine) テスト　199

DW (dry weight)　70

E

ECUM (extracorporeal ultrafiltration method)　56
EOG　86
E-PTFE　71

H

H_2 ブロッカー　204, 205
hANP　70, 92
HbA_1c　180, 181
HBV　123
　──陽性　115
HCV　123
　──抗体陽性　116
HD (hemodialysis)　7, 55
HDF (hemodiafiltration)　56
HF (hemofiltration)　55
HIV　123

I

iPTH　160, 185, 187

K

Kt/V　25, 29, 64, 87, 95, 96, 179

L

LDL 吸着法　89

M

max UFR　96
MRSA の患者さん　119

N

NaCl　51

NSAIDs 202, 209

P

PCR（protein catabolic rate） 29, 95
PD（peritoneal dialysis） 7
PEIT 157
PPI（proton pump inhibitor） 204, 205
PTA 145
PTH（parathyroid hormone） 201
PTX 161

Q

QB 96

R

rHuEPO 203
RO（reverse osmosis）装置 63

S

sCr 234
SFA（saturated fatty acid） 194

T

TAC_{BUN} 29, 87, 95
TAC/urea 179
TMP（transmembrane pressure） 67

U

UFR（ultrafiltration rate） 67, 96
UF コントローラー 66
USFA（unsaturated fatty acid） 194

W

Whole PTH 測定法 185

和文索引

あ

悪性腫瘍 155
足潰瘍 171
足関節血圧指数 170
足切断 113
アシドーシス 101
圧迫位置 80
アミロイド細線維 168
アルガトロバン 58
アルコール 194
アルドステロン 159
$α_1$ ブロッカー 207
アルブミン 12, 180
アルミニウム
　——含有製剤 205
　——骨症 156
　——蓄積 199
　——中毒 176
安全装置 18

い

胃炎治療薬 204
胃潰瘍の治療薬 205
意識障害 136
異所性石灰化 158
痛み 142
遺伝子組み換えヒトエリスロポエチン製剤 164, 203
医療費 232
陰圧制御 27
飲水制限 225
インスリン投与 198
インタクト PTH 160, 185, 187
インフォームド・コンセント 48
インフルエンザ 214

う

運動指導 226

え

栄養士　17
栄養評価　192
エコー検査　182, 186
ACE 阻害薬　32, 86, 207
壊疽　112, 113
エチレンオキサイドガス　86
エポ抵抗性貧血　165
エリスロポエチン　164
塩酸セベラマー　199, 201
エンドトキシン　32, 38, 63, 103, 137, 138
　——吸着法　89
　——濃度　19
塩分　191
　——制限　220, 225

お

嘔吐　136
悪寒　137
悪心　136
オンライン HDF　56

か

海外旅行　231
介護保険制度　236
疥癬の患者さん　120
回転性めまい　141
外分泌機能　1
開放性結核　117
外来通院　220
ガウンテクニック　120
拡散　10
火災　151
風邪　220
活性化凝固時間　59
合併症　47, 152
カテーテル管理　54
可燃物　84
かゆみ　104, 140, 153, 219
カリウム　12, 179
　——摂取　191
カルシウム　180
　——管理　220
　——拮抗薬　207
癌　155
肝炎　115, 116
肝機能障害者　209
緩下薬投与　147, 206
看護師の役割　46
看護助手　17
患者　46
　——確認　52
　——監視装置　14
感染症　112, 152, 224
感染対策　85
眼底出血　175
冠動脈バイパス術　154
ガンマ線滅菌　86

き

義足　113
気泡検知器　41, 126
逆浸透　24, 63
　——装置　11, 14
逆濾過　30, 103
急性冠症候群　154
急性腹症　162
凝固時間測定器　45
強心薬　215
胸痛　133
局所ヘパリン化法　59
虚血性心疾患　154
虚血性（大）腸炎　162, 167
起立性低血圧　223
菌　38
禁煙　220
禁忌薬剤　196

く

空気塞栓　41, 126, 127
靴　171, 173
グリコアルブミン　181

グリセオール　51
クレアチニン　12, 179
　　——・クリアランス値　234
　　血清——濃度　234
クロラミン　63

け

経皮的エタノール注入療法　157
けいれん　129
下剤　147, 206
血圧
　　——管理　220, 223
　　——上昇　128
　　——低下　121, 129
血液汚染物　84
血液吸着法　89
血液透析　7, 10, 13, 48, 55
血液透析濾過　56, 75
血液尿素窒素　95, 179
血液非汚染物　84
血液被曝　125
血液ポンプ　75
　　——の精度　91
血液流量　18
血液濾過　55
結核　117, 213
　　開放性——　117
　　——予防法　117
　　抗——薬　213
　　非開放性——　117
血管内脱水　129, 130
血管内留置カテーテル　53, 54
血小板の活性化　57
血清クレアチニン濃度　234
血清総蛋白　180
血中酸素飽和度　134
血糖コントロール　181, 220
血糖値　180
血流量　96
　　適切な——　64
下痢　220
限外濾過　10

健康食品　176
検査　177
　　——データ　179
原尿　4

こ

ゴアテックス　71
コイル型　28
高圧蒸気滅菌　86
降圧薬　163, 207
抗ウイルス薬　214
光学式センサー　42
高額療養費制度　236
高カリウム血症　159, 220
　　——治療薬　210
抗凝固薬　57, 58, 59
　　——注入ポンプ　75
抗菌薬　212
高血圧　128, 163, 223
　　アルドステロン依存性——　163
　　エリスロポエチン療法による——　163
　　体液量依存性——　163
抗結核薬　213
高脂血症　194
合成高分子系　19, 32, 86
高ナトリウム透析　99
公費負担医療制度　232
抗不整脈薬　216
向流　37
高リン血症　158
　　——治療薬　201
高齢化　9
呼吸困難　134
個人用透析装置　14, 34
骨軟化症　156, 199
骨病変　153
こむら返り　121, 129, 130
コメディカル　16
コンソール　40

さ

採血 60
サウナ 111
酢酸 61
　——透析液 101
残腎尿量 188
三大栄養素 189

し

ジギタリス 215
糸球体 3
止血処置 80
試験紙法 42
脂質コントロール 220
地震 151
持続性自己管理腹膜透析 9
持続的血液濾過 76
至適透析 29, 95
しびれ 142
耳鳴 143
社会資源 236
社会保障 232
シャント
　——音 108, 222
　——管理 222
　——狭窄 222
　——血管造影 145
　——血流 74
　——作製上の注意事項 73
　——出血 222
　——寿命 107
　——穿刺 106
　——の圧迫 145
　——不全 98, 145
　内—— 13, 53, 71, 98
重曹 61
　——透析液 101
重炭酸 61
十二指腸潰瘍の治療薬 205
手根管症候群 202
出産 230

出張透析 76
循環血液量 132
準備 50
昇圧薬 208
障害者手帳 232, 233, 236
障害年金 235
硝子体出血 114, 175
傷病手当金 235
小分子量蛋白 109
小面積ダイアライザー 86
除去率 29
食塩 163
食事 193
　透析導入期の—— 188
　安定期〜維持期の—— 190
　——療法 188
職種 16
除細動器 45
除水 66
　——誤差 150
　——コントローラー 43
　——制御装置 66
　——速度 43
　——量 27, 67
ショック状態 132
所得保障 235
視力喪失 114
腎移植 8
腎盂 1
心エコー検査 182, 184
腎機能以外の定期検査 178
腎機能障害認定基準 234
腎機能代替療法 7
心胸郭比 69, 95
シングルニードル法 26
神経学的所見 136
神経障害 176
心血管障害の検査 182
人工血管 71
腎細胞癌 178
腎性骨異栄養症 153, 156
　——治療薬 199

――の検査 187
腎性骨症 156
腎性貧血 164, 180
腎性網膜症 175
心臓カテーテル検査 182
腎臓の断面 2
腎臓のつくり 1
身体障害者手帳 232, 233, 236
心電図 182
　　――所見 183
　　モニター 76
浸透圧 20, 24, 61
腎不全 4
心不全 152, 220

す

水酸基 31
髄質 1
水分 191
　　――制限 220
　　――摂取許容量 188
睡眠 227
　　――時無呼吸症候群 227
　　――導入薬 218
頭痛 121, 131
ステロイド 202
スポーツ 222
スリル 108, 222

せ

精神症状 176
性生活 229
生体適合性 28, 32
性欲低下 229
積層型 28
脊椎症 142
セクハラ 229
セルフケア 46
セルロース系 19, 31
線維性骨炎 156, 199
穿刺
　　痛くない―― 106

　　――失敗 97
　　――方向 74
　　ボタンホール―― 72, 106
全身ヘパリン化法 59
戦慄 137

そ

送血側 74
早朝覚醒 144

た

ダイアライザー 21, 28, 29
　　――の選択基準 86
体温管理 224
体外限外濾過法 56
体外循環 13
体重管理 111, 225
体重測定 52
帯状疱疹 214
脱気 36
　　――槽 36
　　――ポンプ 36
脱血側 74
多人数用透析装置 14, 34
タバコ 171
タバチエール内シャント 71
ダブルルーメンカテーテル 71
短時間透析 25
単純疱疹 214
蛋白異化率 29, 95
蛋白結合率 12
蛋白質摂取量 188

ち

チーム医療 16
中空糸型 21, 28
中途覚醒 144
中分子量物質 109
超音波センサー 41
長期入院 221
沈殿 102

て

低 HDL 血症　194
低アルブミン血症　85, 180
低エコー腫瘤　186
低温透析　104
低温やけど　172
低カルシウム血症治療薬　201
定期検査　178
低血圧　223
低蛋白血症　112
停電　151
低分子蛋白　168
低分子量物質　109
低分子量ヘパリン　58
デキストラン硫酸血漿交換　129
デスフェラール　157, 199
デフェロキサミン　157, 199
転倒防止　113

と

透水性　103
透析
　出張——　76
　至適——　95
　——アミロイドーシス　12, 38, 168, 202
　——開始　48
　——回路のしくみ　13
　——患者用食品　193
　——器の構造　10
　——ケアセット　51
　——効率　36, 87, 179
　——骨関節症　168
　——骨症　156
　——困難症　94
　——時間　65
　——時の抗凝固薬　167
　——終了後の確認事項　83
　——装置　122
　——中にみられる症状　121
　——中にみられるトラブル　121
　——中の管理　75
　——導入期　86
　——導入時　47
　——導入時の検査　177
　——脳症　176
　——の終了　78
　——膜　30
　——療法　6, 7
透析液　11, 22
　酢酸——　101
　重曹——　101
　——供給装置　22, 33, 34
　——中央供給装置　14
　——の温度異常　149
　——中のチェック　77
　——の濃度　61
　——の濃度異常　148
　——ポンプ　75
　——流量　62
　——を作る水　63
疼痛対策　106
糖尿病　9, 180
　——患者さんの薬物療法　198
　——腎症　112
　——の血糖コントロール　181
動脈硬化　166
特殊血液浄化　89
吐血　136
突発性難聴　143
ドライウエイト　70, 92, 93, 111, 128, 129, 130, 163, 225
　——の設定　92
トラブル　121
　——への対策　51
ドリップチャンバー　39

な

内因系凝固　57
内シャント　13, 53, 71, 98
　——が使用できない場合　53
　——の合併症　98
内分泌機能　4

ナトリウム 179
　　── ・カリウム測定器 45
軟水化法 63
難聴 143

に

2腔式カテーテル 71
二次性副甲状腺機能亢進症 186
日常生活指導 220
入院食 221
入室後の手順 52
入室前の手順 52
入眠障害 144
尿素 12
　　──除去率 96
　　──窒素 179
尿毒症 4, 176
　　──性黒内障 175
　　──性心外膜炎 184
妊娠 230

ね

ネフロン 3, 5

の

脳血管障害 152
濃度勾配 37
ノルウェー疥癬 120

は

廃棄物の処理 84
廃棄容器 124
肺水腫 191, 220
バイタルサイン 136
ハイパフォーマンス膜 30
　　──使用上の注意点 103
パイロジェン 137, 138
バックアップ電源 18
抜針 146
発熱 137, 224
　　──物質 138
針刺し事故 123

　　──の防止 124

ひ

非回転性めまい 141
非開放性結核 117
ひきつれ 121, 130
皮質 1
微小気泡 41
ヒスタミン H_2 受容体拮抗薬 204, 205
非ステロイド性抗炎症薬 202, 209
ヒゼンダニ 120
ヒーター機構 149
皮膚疾患 219
標準化透析量 25, 29
貧血 163, 164
　　──治療薬 203

ふ

不安の強い患者さん 110
フォスブロック 199, 201
フォローファイバー 21
フォンテイン分類 170
不均衡症候群 20, 29, 76, 131
副甲状腺
　　──機能 160
　　──機能検査 185
　　──の超音波検査（エコー検査）
　　186
　　──摘出術 157, 161
福祉サービス 233
副腎皮質ホルモン 202
腹痛 136, 162
腹膜透析 7, 48
不整脈 135, 183, 216
　抗──薬 216
フットケア 170, 171, 173
　　──ナース 173
ブドウ糖液 51
不燃物 84
不飽和脂肪酸 194
不眠 144, 227
プライミング 50

ブラッドアクセス　23, 71
　　——によるトラブル　121
プロトンポンプ阻害薬　204, 205
分子量　109

へ

閉塞性動脈硬化症　170, 172
並流　37
β ブロッカー　207
β_2 ミクログロブリン　168
　　——吸着法　90
ヘパリン　58, 116
　　局所——化法　59
　　——注入ライン　44
ヘマトクリット　165, 180
ヘモグロビン　165
　　——A_1c　180, 181
ヘルスアセスメント　47
便意　147
返血　146
　　——操作　78
便秘　153
　　——対策　228
ヘンレ係蹄　1

ほ

ボウマン嚢　3
飽和脂肪酸　194
補充液　55
補体　31
　　——活性化作用　31
ボタンホール穿刺　72, 106
ポリウレタン　71

ま

膜
　　合成高分子系——　19, 32, 86
　　透析——　30
　　セルロース系——　19, 31
　　——間圧差　43
末梢神経障害　30, 142
慢性腎不全　6

み

耳鳴　143

む

無菌的抜針　80
無形成骨　157, 199
むずむず脚症候群　218

め

メサンギウム細胞　3
メシル酸ナファモスタット　58
滅菌トレイ　52
メディカル・ソーシャルワーカー　17
メニエール（Ménière）病　143
目の見えない患者さん　114
めまい　141

も

網膜症　175
モニター心電図　76
モニターの準備　52

や

薬剤師　17
薬物代謝　195

ゆ

輸液ポンプ　75
輸血　105

よ

陽圧制御　27
腰痛　139

り

リーク　42
リハビリテーション　221
リフィリング不全　94
緑内障　114
旅行　231
リン　180

——吸着薬　199
　　——摂取制限　189, 191
臨床工学技士　16
　　——への連絡　122

れ

レストレス・レッグズ症候群　218

レナジェル　199, 201
レニン-アンジオテンシンⅡ濃度　163

ろ

漏血検知器　42
濾過圧　43

根拠がわかるナースのための透析ケア Q & A

2004年7月1日　第1刷発行 2012年3月10日　第7刷発行	編集者　富野康日己 発行者　小立鉦彦 発行所　株式会社 南江堂 〒113-8410 東京都文京区本郷三丁目42番6号 ☎(出版)03-3811-7189　(営業)03-3811-7239 ホームページ http://www.nankodo.co.jp/ 振替口座　00120-1-149 　　　　　　　　　　　印刷・製本　小宮山印刷工業

Ⓒ Yasuhiko Tomino, 2004

定価はカバーに表示してあります.
落丁・乱丁の場合はお取り替えいたします.

Printed and Bound in Japan
ISBN978-4-524-23934-4

本書の無断複写を禁じます.

|JCOPY|〈㈳出版者著作権管理機構 委託出版物〉

本書の無断複写は，著作権法上での例外を除き，禁じられています．複写される場合は，そのつど事前に，㈳出版者著作権管理機構（TEL 03-3513-6969，FAX 03-3513-6979，e-mail: info@jcopy.or.jp)の許諾を得てください．

本書をスキャン，デジタルデータ化するなどの複製を無許諾で行う行為は，著作権法上での限られた例外（「私的使用のための複製」など）を除き禁じられています．大学，病院，企業などにおいて，内部的に業務上使用する目的で上記の行為を行うことは私的使用には該当せず違法です．また私的使用のためであっても，代行業者等の第三者に依頼して上記の行為を行うことは違法です．

南江堂　関連書籍のご案内

コメディカルのための
CKD（慢性腎臓病）療養指導マニュアル

編集 山縣邦弘

CKDのステージ毎に，症状，生活指導から栄養指導，薬物療法を紹介．すっきりとした構成で頭に入りやすい実践書．

B5判・206頁　2010.3.　定価3,360円（本体+税5%）　ISBN978-4-524-26014-0

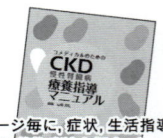

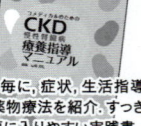

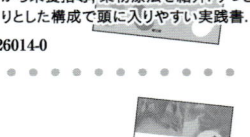

急変の見方・対応とドクターコール

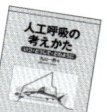

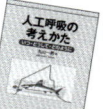

編集 藤野智子／道又元裕

症状・訴え・場所別の"よくある急変事例"をピックアップし，プロの視点で解説．急変対応力が読むだけで身につく．

A5判・188頁　2011.6.　定価2,310円（本体+税5%）　ISBN978-4-524-26098-0

人工呼吸の考えかた
いつ・どうして・どのように

著 丸山一男

ユーモアのある文章表現とイラストが好評のユニークな一冊．マニュアルに頼らない，確かな「考えかた」が身につく．

A5判・284頁　2009.7.　定価3,360円（本体円+税5%）　ISBN978-4-524-24277-1

疾患・症状別　改訂第2版
今日の治療と看護
ナース・看護学生へ贈る専門医からのメッセージ

総編集 水島　裕／黒川　清

「ナースのための病気の事典」．800の疾患・症候につき，発症機序，症状から治療・看護の指針をわかりやすく解説．

A5判・1,614頁　2004.5.　定価9,450円（本体+税5%）　ISBN978-4-524-22393-0

南江堂　〒113-8410 東京都文京区本郷三丁目42-6　（営業）TEL 03-3811-7239　FAX 03-3811-7230

1. 添付とは

2. 添付のしくみ

3. 血液浄化所の実際：ベーシック編

4. 血液浄化所の実際：アドバンス編

5. こういう患者さんにはこう対処しよう

6. トラブル発生！

7. 合併症とその対策

8. 栄養

9. 食事

10. くすり

11. 日常生活を快適する

12. 社会保障を活用してもらう